ANDERS BORTNE

SCHLAFLOS

WIE ICH NACH TAUSEND NÄCHTEN ENDLICH RUHE FAND

AUS DEM NORWEGISCHEN VON
SABINE RICHTER

HarperCollins

Es ist nicht übertrieben, wenn man sagt, dass Schlaflosigkeit eines der vordringlichen und am meisten verbreiteten Gesundheitsprobleme der modernen Gesellschaft darstellt. Dennoch sprechen nur wenige darüber, erkennen es gar als Problem an, oder denken, dass man dagegen unbedingt etwas machen sollte.

Matthew Walker, Schlafforscher und Professor für Neurologie und Psychologie, in *Das große Buch vom Schlaf*

Eines der am meisten unterschätzten Gesundheitsprobleme des Menschen.

Norwegisches Gesundheitsamt über Schlafstörungen

Für alle, die schlafen können.
Und für all die anderen.

VORWORT

Dieses Buch ist für all diejenigen gedacht, die Probleme mit dem Schlafen haben. Es stellt jedoch kein Programm vor, es gibt auch keine konkreten Ratschläge, wie zum Beispiel Bananen zu essen oder vor dem Schlafengehen zu meditieren. Das hier ist die Geschichte über ein Leben ohne Schlaf, aber auch über das Verhältnis der Menschen zum Schlaf überhaupt. Wie hat man früher geschlafen? Was passiert, wenn wir schlafen? Und die allerwichtigste Frage von allen, falls Sie selbst – oder jemand, den Sie kennen – Probleme mit dem Schlafen haben: Was hilft?

Nach sechzehn Jahren wurden meine eigenen Schlafstörungen – nahezu über Nacht und ohne dass ich verstand, warum eigentlich – schlimmer. Womit ich bis dahin irgendwie leben konnte, funktionierte nicht mehr. Wenn ich jetzt nichts unternahm, würde ich vor die Hunde gehen. Ich begann mit den Behandlungsmethoden, die die meisten schlaflosen Menschen ja nur allzu gut kennen: zuerst Tabletten, dann Kräuter, Meditation, Akupunktur, Yoga. Gleichzeitig begann ich, Bücher über den Schlaf und Schlafstörungen zu lesen, und zwar nicht nur Selbsthilfebücher, sondern auch medizinische, psychologische und historische Fachliteratur zum Thema Schlaf. Ich fand kein einziges Buch, das für Leute mit ernsthaften Schlafstörungen gedacht war. Die meisten Bücher richten sich an die, die schlafen können, sich aber dagegen entschieden haben, oder an solche, die begriffen haben, dass sie mehr schlafen sollten. Schlaflosigkeit ist bestenfalls ein untergeordnetes Thema und all die wohlmeinenden, aber auch oberflächlichen Ratschläge für Schlaflose sind natürlich nicht als Behandlung für chronische und ernsthafte Gesundheitsprobleme gedacht. Das Merkwürdigste dabei ist jedoch der Hauch des Geheimnisvollen, mit dem wir den Schlaf und unsere Probleme damit immer noch umgeben. Noch nie zuvor haben die Wissenschaftler beziehungsweise wir Menschen im Allgemeinen mehr über den Körper und die Gesundheit gewusst als heute. Warum verhalten wir uns also dem Schlaf gegenüber so, als wäre er etwas so Geheimnisvolles?

Ich bin weder Arzt noch Schlafexperte. Ganz im Gegenteil. Aber dieses Buch wurde von jemandem geschrieben, der selbst viele Jahre lang an Schlaflosigkeit gelitten hat – und immer noch schlecht schläft. Wenn Sie also nach etwas suchen, das leichtherzig Tipps zum besseren Schlafen gibt – so in der Art: *Trinken Sie weniger Kaffee! Treiben Sie mehr Sport! Nehmen Sie sich täglich eine Stunde zum Meditieren!* usw. –, dann müssen Sie leider weitersuchen.

Wenn Sie dieses Buch dennoch lesen, dann lernen Sie etwas über Schlaf und Schlaflosigkeit, machen sich selbst einen Reim und bekommen eine Idee davon, wie es anderen schlaflosen Menschen ergeht.

Und wenn Sie mich fragen: Was kann man mehr von einem Buch erwarten?

Anders Bortne, Oslo, den 30. Januar 2019

APRIL. TABLETTEN.

Über Arztbesuche und Schlafmittel, Fakten und Aberglauben zum Schlaf, wie meine Probleme vor sechzehn Jahren einsetzten und warum schlaflose Leute keine Eierpfannkuchen machen.

1

Das war ja wieder mal klar: In der Nacht, bevor ich zum Arzt will, schlafe ich wie ein Stein. Ich wache ausgeruht auf. Ich schwitze nicht, friere nicht, mein Kopf ist klar, weder Muskeln noch Gelenke tun mir weh. Soll ich absagen? Ich gehe nicht gern zum Arzt, ich sitze nicht gern einem Fremden gegenüber und erläutere meine Schwachstellen. Solange ich nichts Handfestes vorweisen kann – Fieber oder Wunden oder ein gebrochenes Bein –, habe ich Angst, dass das Ganze auf Gefühlsduselei reduziert wird. *Ich kann nicht schlafen.* Jetzt habe ich ja geschlafen. Und ich fühle mich so gut wie schon lange nicht mehr.

Ich schaue im Wartezimmer in den Spiegel: Mein Blick ist fest und klar. Meine Haut sieht so frisch und normal aus wie die derjenigen, die lange und tief geschlafen haben und um die ich sie nach meinen eigenen schlaflosen Nächten immer so beneide.

Vielleicht bin ich geheilt?

Vielleicht ist es endlich vorbei?

Als ich vor einer Woche den Arzttermin ausmachte, glaubte ich das noch nicht. Da hatte ich gerade Lines und mein Bett bezogen. Niemand außer mir darf das machen. So wie jemand mit Essstörungen auf den Kühlschrank fixiert sein kann, bin ich es in Bezug auf unser Bett. Die Kopfkissen- und Bettbezüge müssen Knöpfe haben, damit in der Nacht nichts herausrutschen kann. Der Matratzenschoner darf keine Falten werfen oder schief aufgezogen sein. Wenn auf dem Bett Kleidung oder Sachen liegen, wenn ich abends ins Bett will, muss ich wieder aus dem Zimmer und es später noch einmal angehen. Die Kabel für die Nachttischlampen müssen an der Wand befestigt sein, damit sie nicht verrutschen, wenn sich jemand im Bett umdreht. Schon der *Gedanke*, dass die Glühbirne in der Nachttischlampe zu grell sein könnte, kann mir den Schlaf rauben.

Als ich gerade das Laken abzog, schien die Sonne durchs Fenster in der Kelleretage auf den aufgewirbelten Staub und den Matratzenschoner. Ich blieb stehen, starrte auf das unbezogene Bett und spürte, wie sich mir die Haare im Nacken sträubten. Ich hatte das Bett schon oft neu bezogen, doch das hier hatte ich noch nie bemerkt: Auf der linken, das heißt auf Lines Seite entdeckte ich Risse im abgenutzten Stoff, wie sie bei normaler Benutzung halt entstehen. Dieses Bett hatten wir schon viele Jahre, das waren also ganz normale Abnutzungserscheinungen. Aber auf der anderen, auf meiner Seite des Bettes sah man nichts! Der Matratzenschoner sah völlig unbenutzt aus! Als ob meine Frau in all diesen Jahren ihr Bett mit einem Gespenst geteilt hätte. Ich war zwar wie besessen von diesem Bett, doch hatte ich bis dahin kaum darin gelegen.

Ich ließ das Bettzeug liegen, setzte mich auf die Matratze und tat etwas, was ich bis dahin noch nie getan hatte: Ich zog mein Handy raus und googelte *Schlafmangel* und *Langzeitschäden*. Dann fand ich einen Artikel mit dem Titel *Hier eine Liste der ernst zu nehmenden Gesundheitsprobleme, die durch zu wenig Schlaf ausgelöst werden können*. Darin stand: Diabetes. Erhöhte Cholesterinwerte. Schlaganfall. Herzinfarkt. Krebs. Unter der Liste war ein eingeschobener Block mit Fakten und der Anzahl der Stunden Schlaf, die man benötigt, um seine Gesundheit zu erhalten. Demzufolge brauchten Erwachsene täglich sieben bis acht Stunden Schlaf.

Da bekam ich es also mit der Angst und besorgte mir einen Arzttermin.

Am Tag darauf hatte ich schon keine Angst mehr und wollte den Termin absagen. Ich wusste aber, dass meine Angst zurückkommen würde. Meine Gefühle schwankten wie die Schlafstörungen, die auftauchten und dann wieder verschwanden. Ich wurde krank, erholte mich wieder, wurde wieder krank und wieder gesund. Jetzt war ich ja nicht mehr krank, ich hatte in der Nacht zuvor ganz gut geschlafen – also hatte ich auch keine Angst mehr. Ein Allgemeinmediziner konnte mir ohnehin nicht wirklich helfen, also warum sollte ich auch meine Zeit mit einem Arztbesuch vergeuden?

»Dieser Arzttermin – ich glaub, den sag ich ab«, meinte ich zu Line.

Sie schaute mich an.

»Sicher?«

»Das Einzige, was ein Arzt machen kann, ist, mir Schlaftabletten zu verschreiben. Und die will ich nicht.«

»Aber wenn man dir irgendwie anders helfen soll, müsstest du zuerst schon noch mit dem Hausarzt reden.«

Im Wartezimmer des Arztes sitzt mir eine Frau mit Krücken und Halskrause gegenüber. Ihr Blick ist hilflos nach oben gerichtet. Neben mir sitzt ein Mann, der alle zwanzig Sekunden tief und rasselnd hustet. Drüben, neben der Tür, versucht eine Frau ihr schreiendes Baby zu beruhigen. Und mittendrin ich, ausgeruht und gesund und in der Hoffnung, dass man mich nicht vor den anderen aufruft.

Und dann taucht der Arzt auf:

»Herr Bortne?«

Meine Ausführungen mache ich ungefähr so, wie ich es vorab vorbereitet habe: »Ich leide seit sechzehn Jahren an chronischer Insomnia«, sage ich als Erstes. In dem Buch, das ich mir vor zwei Tagen aus der Bibliothek geholt habe, verwendet man den Begriff

Insomnie, nicht die lateinische Bezeichnung *Insomnia*. Ich habe Angst, er könnte glauben, ich hätte mir so etwas nur herausgepickt, um mich krank zu stellen. Auch, weil ich will, dass der Arzt derjenige ist, der am meisten über das Thema weiß, bleibe ich vorläufig bei der eher volkstümlichen, wenn auch nicht ganz korrekten Variante: »In letzter Zeit ist meine Insomnia schlimmer geworden und ich bekomme langsam Angst, wenn ich an die langfristigen Auswirkungen von zu wenig Schlaf denke. Und dann mache ich mir auch noch Sorgen um mein Herz. Und ich habe Angst vor Krebs.«

Ich versuche, meiner Angst Ausdruck zu geben, so wie ich sie noch vor einer Woche gespürt habe. Ich versuche, mich noch mehr an sie zu erinnern, damit ich meinem Gegenüber davon berichten kann, auch wenn sich das wie eine Lüge anfühlt.

»Ich muss herausfinden, warum ich nicht schlafen kann«, sage ich. »Vielleicht gibt es keine einfache Erklärung dafür, vielleicht gibt es mehrere Ursachen. Ich bin bereit, das meiste auszuprobieren. Ich suche jetzt nicht mehr nur nach einer schnellen Problemlösung.«

Der Arzt und ich sehen uns an. Er ist jung – auf jeden Fall jünger als ich, mit dunklen Locken und einer rundlichen, schwarzen Brille. Er ist die Vertretung der Vertretung meines Hausarztes, die ich noch nie getroffen habe. Das Gesicht des Mannes ist leer, ausdruckslos. Vielleicht ist er an Patienten gewöhnt, die an Medikamente kommen wollen und ihn nur als zu überwindendes Hindernis betrachten. Ich will aber nicht mit Schlaftabletten nach Hause geschickt werden. Da fahre ich lieber wieder heim und mache so weiter wie bisher.

Der Arzt legt seine Finger auf die Computertastatur und schreibt, während ich rede, dann legt er seine Hände in den Schoß und hört weiter zu.

»Ich versuche auch, selbst daran zu arbeiten«, sage ich.

»Und wie?«

Mein Handy klingelt. Ich ziehe es aus meiner Jackentasche und weise den Anruf ab.

»Ich surfe nicht mehr im Internet, gehe nicht mehr auf Facebook, versuche, mehr Bücher zu lesen. Ich versuche auch, mir mehr Zeit zum Nachdenken zu nehmen. Ich habe mir einen Kalender zum Notieren meiner Termine zugelegt. Ich habe angefangen zu trainieren. Und ich versuche, öfter mein Handy wegzulegen.«

Das Handy klingelt schon wieder.

»Und wie funktioniert das für Sie?«, fragt der Arzt.

Ich nehme das Handy, schalte es ganz ab und murmele eine Entschuldigung.

»Ich versuche, etwas über Schlaf und Schlafstörungen herauszufinden«, sage ich. »Deshalb habe ich mir auch aus der Bibliothek ein Fachbuch geholt.«

Der Arzt blickt nur auf seinen Computerbildschirm, zu mir schaut er nicht mal rüber. Das Letzte, was ich gesagt habe, bereue ich schon wieder. Es stimmt schon, dass ich in der Mittagspause in der Bibliothek war und mir ein Buch – *Schlaf und Schlafstörungen* – ausgeliehen und darin über Tag-Nacht-Rhythmus, Insomnie und andere Schlafstörungen gelesen habe, aber soll ich das jetzt dem Arzt erzählen?

Ich muss vorsichtig sein, denke ich. Ich muss den Arzt Arzt sein lassen und den Patienten Patient.

»Haben Sie Einschlafprobleme?«, fragt er. Es sieht aus, als lese er etwas vom Bildschirm ab. »Oder wachen Sie zu früh auf, ohne wieder einschlafen zu können? Oder wachen Sie in der Nacht oft auf?«

Ich muss nachdenken. Schon schwierig, das so – zusammen mit dem Arzt – von außen zu betrachten. In den ersten Jahren war die Schlaflosigkeit genau das: ein Leiden, eine Krankheit, etwas, was man betrachtet. Doch in den letzten sechs, sieben Jahren bestimmte die Krankheit mein ganzes Dasein, sie war *ich*. Ich denke an die letzten Wochen: Letzte Nacht habe ich gut geschlafen, doch in der Nacht davor? Da habe ich gar nicht geschlafen. Auch nicht in den drei Nächten *davor*. Es fällt mir schwer, mich zu erinnern; die schlaflosen Nächte und Tage gehen ineinander über, es gibt nichts, was einen Unterschied machen würde, nichts, woran ich mich orientieren könnte. Wie ein langer, dunkler Tunnel, bei dem man nur merkt, wenn er beginnt und wenn man durch ist. Ist das alles jetzt schlimmer als früher? Habe ich deshalb eine solche Angst? Hat Line deshalb so darauf bestanden, dass ich nun endlich zum Arzt gehe?

»Alle vier Nächte nicht?«, fragt der Arzt.

Ich nicke.

»Gibt es noch andere Sachen, neben den Schlafstörungen, die Ihnen aufgefallen sind?«

»In letzter Zeit hatte ich wirklich emotionale Gefühlsschwankungen«, sage ich. »Mehr als sonst. Ich werde schnell wütend. Oder aufgeputscht. Oder deprimiert.«

Ich versuche, den Begriff *Laune* zu vermeiden.

»Arbeiten Sie?«

»Ja.«

»Als was?«

»Ich arbeite für ein Ministerium und schreibe Reden. Und dann bin ich auch noch Schriftsteller – und mache auch noch eine Comic-Serie für eine Tageszeitung. Und dann habe ich da noch ein paar Musikprojekte.«

»Klingt viel«, sagt der Arzt.

»Vor ein paar Wochen musste ich mich krankschreiben lassen. Es ging nicht mehr. Das war das erste Mal, dass ich wegen meiner Schlafstörungen zu Hause bleiben musste.«

»Wie lange waren Sie krankgeschrieben?«

»Vier Tage.«

Meinem Chef hatte ich etwas von einer Magenverstimmung erzählt. Hätte ich die Wahrheit gesagt, dass ich nämlich wegen meiner Schlafstörungen krankgeschrieben worden war, hätten sie sich bei der Arbeit wohl gefragt, was *eigentlich* mit mir los sei. Ich verschweige meine Schlafstörungen nicht, aber bisher bin ich noch nie damit hausieren gegangen, schon gar nicht, wenn ich mit Leuten zu tun hatte, die mir nicht nahestehen. Wenn ich sage *Ich schlafe nicht*, dann ist das, als ob ich sagte *Ich blute*. Alle wollen dann wissen, wie es dazu gekommen sei. Und weil ich das nicht beantworten kann, kann sich jeder etwas anderes zusammenreimen: Anders ist deprimiert, Anders hat irgendein Trauma, Anders geht's nicht gut auf Arbeit – oder zu Hause oder beides. Solange ich selbst keine Antwort für mich gefunden habe, habe ich Angst, dass die anderen mich als Weichei abschreiben.

Ich weiß nicht, warum ich blute, ich blute einfach.

Sich selbst krankzumelden, wenn auch nur für ein paar Tage, ist schon eine Niederlage. Meine Schlaflosigkeit tauchte vor sechzehn Jahren auf und fühlte sich zunächst an wie ein großer Stein, der mitten auf meinen Weg geplumpst war. Ich fand jedoch immer einen Weg drumherum: Mal bin ich mittags nach Hause gefahren, um etwas zu schlafen, mal kam ich eine Stunde später zur Arbeit oder ich ging eine Stunde früher oder hielt ganz einfach durch, bis ich wieder schlafen konnte. Es war nicht das erste Mal, dass ich wegen der Schlafstörungen alles langsamer angehen musste, aber ich war noch nie wegen Schlafmangel arbeitsunfähig gewesen. Ich habe keine Kraft mehr, weiterzukämpfen. Deshalb gibt es nun keinen Weg mehr drumherum.

»Hat jemand Ihre Schlafstörungen denn schon mal genauer untersucht?«, fragt der Arzt.

»Nein. Meinen Sie denn, das würde helfen?«

Untersuchung der Schlafstörungen ist eine Formulierung, die immer wieder auftauchte, wenn ich in den letzten Jahren mit Freunden oder der Familie über meine Beschwerden sprach. *Hast du deine Schlafstörungen schon untersuchen lassen?* Ist das etwa meine große Hoffnung? Bin ich eigentlich deshalb hier? Ich weiß nicht einmal, wie das gemacht wird, außer, dass ich eine Nacht unter Beobachtung im Krankenhaus sein müsste. Das hört sich an wie der Titel einer Doktorarbeit: *Untersuchung von Schlafstörungen.*

Der Arzt schiebt sich mit seinem Bürostuhl vom Schreibtisch weg und rollt zu einem Regal, aus dem er einen dünnen Ordner zieht. Sind das vielleicht seine eigenen Notizen? Er sucht in dem Ordner nach etwas, liest ein bisschen, sucht weiter. Letztes Mal, als ich mit einem meiner Kinder hier war, schaute er mich nicht ein einziges Mal an. Ich bin an Ärzte gewöhnt, die schon alles erlebt, alles gehört haben, die nie wirklich daran glauben, dass etwas Schwerwiegendes vorliegen könnte, ganz egal, mit welchen Beschwerden man ankommt. Aber jetzt ist er neugierig und engagiert. Vielleicht bin ich an diesem Tag für ihn der interessanteste Patient. Vielleicht waren vor mir heute nur Leute mit Migräne und Grippe hier und dann komme ich mit meinen sechzehn Jahren Schlaflosigkeit. Vielleicht war es gerade solch ein Fall, der ihn ursprünglich zum Medizinstudium motiviert hat? Vielleicht wird er jetzt in seinen alten Ordnern aus dem Studium blättern, seine Professoren von damals anrufen, die ebenfalls aus dem akademischen Dämmerschlaf erwachen und ihn dann des Nachts mit Vorschlägen zu innovativen Lösungen anklingeln. Spätabends noch schnell etwas essen, wissenschaftliche Formeln, die eine Wandtafel füllen, halbe Nächte im Archivkeller der Bibliothek.

»Ich weiß nicht, aber normalerweise schaut man sich schon die zugrunde liegenden Probleme an«, sagt er, noch immer über den Aktenordner gebeugt.

»Was meinen Sie?«

»Also, woran liegt es denn, dass Sie nicht schlafen können? Dafür kann es viele Gründe geben, wie Sie ja selbst sagen. Vielleicht wird eine Untersuchung dazu beitragen, die aufzuspüren.« Er klappt den Ordner zu, stellt ihn zurück ins Regal und rollt wieder zurück zu seinem Computer.

Indem ich dem Arzt von meinen Beschwerden berichte, indem ich um Hilfe bitte, merke ich etwas, das ich schon lange nicht mehr wahrgenommen habe: Hoffnung. Hoffnung und Angst. Gibt es die immer nur im Doppelpack? War ich deshalb so zögerlich gewesen, einen Arzt aufzusuchen? Hatte ich Angst davor, wieder einmal ein bisschen Hoffnung zu hegen?

»Für die nächste Zeit habe ich etwas für Sie, das, glaube ich, helfen könnte«, sagt er. »Das sind keine Schlaftabletten, das ist ein Medikament, das man bei bipolaren Störungen nimmt.«

»Glauben Sie denn, ich habe eine bipolare Erkrankung? Schlafe ich deshalb nicht?«

»Es sieht nicht nach einer bipolaren Erkrankung aus – Sie funktionieren bei Ihrer Arbeit. Und ein paar kleinere Episoden dann und wann besagen noch gar nichts. Es ist aber nicht unüblich, Medikamente, die eigentlich für etwas Bestimmtes gedacht sind, für etwas ganz anderes einzusetzen. Und das hier kann man zum Einschlafen nehmen. Es bremst das Gedankenkarussell.«

»Es bremst das Gedankenkarussell?«

»Es verlangsamt das Ganze. Nur nachts.«

»Ich werde also nicht zu einem sabbernden Idioten?«

»Nein, das sind Schlaftabletten.«

Ich nicke, verstehe aber nicht. Sind das nun Schlaftabletten oder nicht? Wovor ich am meisten Angst habe, sind Medikamente, die meine Fähigkeit, zu schreiben oder Musik zu machen, begrenzen oder ausschalten. Verliere ich die, dann ist es egal, ob ich in allen anderen Bereichen funktioniere.

»Wie lange soll ich das einnehmen?«

»Eine Woche und dann kommen Sie wieder. Dann besprechen wir, wie es Ihnen gegangen ist, und ich sehe mal, ob ich Sie an einen Spezialisten überweisen kann.« Er stellt ein Rezept aus und bedeutet mir, dass unser Gespräch nun zu Ende sei. »Lassen Sie sich von der Packungsbeilage nicht beunruhigen!«, sagt er noch, als ich schon aus dem Sprechzimmer gehe.

Als ich ein paar Stunden später in der Apotheke stehe, um mir mein Medikament zu holen, sehe ich, dass ich meine Bankkarte nicht mithabe. Die muss ich auf Arbeit liegen gelassen haben. Ich radele zur Arbeit, finde die Karte auf meinem Schreibtisch, radele wieder zurück zur Apotheke und wedele außer Atem mit der Karte in Richtung der Apothekerin, die verhalten zurücklächelt. Ich, der ich mich gegen Medikamente entschieden hatte und zum Arzt gegangen war, um eine dauerhafte Lösung zu finden, stehe jetzt wie ein Idiot vor der Apothekerin und schreie schon beinahe: »Schauen Sie mal, ich kann sogar für meine Pillen bezahlen!«

Die Apothekerin schiebt die Tablettenschachtel über den Ladentisch und tippt den Preis in die Kasse ein. Ich bezahle mit Karte. Die Schachtel sieht aus wie alle anderen, eine weiße, flache, rechtwinklige Tablettenschachtel.

»Und lassen Sie sich von der Packungsbeilage nicht beunruhigen!«, sagt sie noch.

Ich hole die Kinder aus dem Kindergarten, setze sie in die Box vorn am Lastenfahrrad und radele nach Hause. Während die beiden draußen spielen, koche ich Tomatensuppe, mache Eierpfannkuchen und lade unser Nachbarkind zum Essen ein. Nach dem Essen renne ich mit den restlichen Pfannkuchen zu unseren Nachbarn von oben. Hätte ich letzte Nacht schlecht geschlafen, hätten wir uns mit Schinkenpizza und Cola begnügt. Die Nachbarn hätten nichts abbekommen. Aber jetzt habe ich die Kraft, mich wie ein gut funktionierender, leistungsfähiger Mitmensch zu benehmen.

Line macht heute Überstunden und kommt erst nach Hause, als die Kinder schon im Bett sind. Ich erzähle ihr vom Arztbesuch und dem Medikament, das ich verschrieben bekommen habe.

»Aber das ist ja genau das, was du nicht wolltest!«, sagt sie. »Du hast selbst gesagt, du bist gegen Schlaftabletten!«

»Aber das sind doch keine Schlaftabletten!«, sage ich.

»Ach nein?«

»Der Arzt sagt, sie verlangsamten das Gedankenkarussell. Er möchte sehen, ob mir das was bringt.«

Line schaut mich an. Sie denkt nach, sehe ich, sagt aber nichts mehr. Das hier ist meine Entscheidung. Ich lege die Medikamentenschachtel auf den Tisch, an dem wir sitzen, falte den Beipackzettel auseinander, bis er so groß wie eine Tischdecke ist, und lese:

Antipsychotika. Zur Einnahme bei Schizophrenie, Manie und bipolaren Erkrankungen.

2

Mit der Schlaflosigkeit fing es an, als ich mit Ende zwanzig mein Studium abgeschlossen hatte und wegen der neuen Arbeit von Bergen nach Oslo gezogen war. Morgens ging ich zur Arbeit, nachmittags probte ich mit einer meiner beiden Musikbands, abends war ich mit Freunden unterwegs. An den Wochenenden schrieb ich an meinem ersten Roman. Mein soziales Netzwerk war groß, meine Ambitionen riesig und dann traf ich auch noch Line.

Ich wohnte in einer kleinen, schmuddeligen, aber dafür eigenen Zweizimmerwohnung, ganz am Ende des Trondheimsveiens. Ich erinnere mich, wie sehr ich diese Wohnung liebte, auch wenn ich heute daran denken muss, dass dort meine Schlaflosigkeit ihren Anfang nahm. In dem kleinen Schlafzimmer, auf einem Boxspringbett von IKEA, lag ich nächtelang wach, hörte die letzte Tram, die nachts um eins vorbeiratterte, und die allererste morgens um fünf. Danach saß ich zitternd auf der Bettkante und war von einer unerklärlichen Unruhe erfüllt. Es war nichts Schlimmes passiert und würde auch nicht passieren. Ich würde genau dasselbe machen wie am Tag zuvor: mich duschen, anziehen, mir die Zähne putzen und zur Arbeit gehen, wo ich für das interne Informationsblatt der norwegischen Post Artikel schrieb. Die allergrößte Dramatik dieses Jobs bestand darin, Fotos von der Übergabe der riesigen Checks für die Angestellten des Monats zu knipsen. Wovor hatte ich Angst? Warum konnte ich nicht schlafen? Ich schaute in den Spiegel: Nichts davon zu sehen, dass ich die ganze Nacht über wach gelegen hatte. Und die Tage nach diesen schlaflosen Nächten verliefen überraschend gut. Und in der nächsten Nacht würde ich mit Sicherheit ja wieder schlafen können.

Doch ich konnte nicht mehr schlafen, es ging nichts mehr. Kein Schlaf – zwei, drei, vier Nächte hintereinander weg! Ich war so überrascht über dieses plötzliche Ausbleiben des Schlafes, dass ich es allen Bekannten erzählte, die mir über den Weg liefen, so wie nach einem Überfall auf offener Straße: *Ich habe die beiden letzten Nächte nicht schlafen können! Wirklich wahr! Und ich habe keine Ahnung, warum!*

Aber ich wollte auch gar nicht wissen, *warum* ich nicht schlafen konnte, ich wollte einfach nur schlafen. Ich ging wieder zum Arzt, dieses Mal zu einem anderen, der mir aber auch nur Schlaftabletten verschrieb. Was könnte denn noch helfen? Schlaftabletten waren das Einzige, das uns beiden einfiel – natürlich würde ich Tabletten nehmen müssen. Und anfangs halfen sie auch. *Imovane, Apodorm, Stilnoct.* Ich ging zum Arzt und bekam mein Rezept. Hatte ich die Tabletten aufgebraucht, schrieb mir ein Freund, der gerade sein Medizinstudium abgeschlossen hatte und nun zugelassener Arzt war, abends und am Wochenende neue Rezepte aus. Ab und an bekam ich von Freunden Schlaftabletten, die sie noch zu Hause rumliegen hatten. Wenn mein Pillendealer keine Zeit hatte, mich zu treffen, verabredeten wir ein Versteck, wo ich die

Pillen einsammeln konnte. Ich hatte die Fantasie und die Überredungskunst eines Pillenjunkies. Ich konnte mir immer Tabletten beschaffen, versuchte aber auch immer, nicht durchblicken zu lassen, wie verzweifelt ich war. Einmal verabredete ich mich mit einer Freundin, die erzählt hatte, sie hätte noch eine Tablette bei sich zu Hause. Ich hatte drei Nächte hintereinander nicht schlafen können, es gab keine Alternative. Sie musste verreisen, also überredete ich sie, bevor sie losfuhr, die Tablette in einer Plastiktüte unter die Müllcontainer vor der Haustür zu legen. Ich lief im Sturzregen durch die Stadt zum vereinbarten Platz, legte mich auf den Boden und suchte so lange unter den Müllcontainern nach der Plastiktüte, bis ich sie fand. Glücklich lief ich nach Hause und hatte dabei die ganze Zeit meine Hand in der Hosentasche um den Blister gekrampft, der noch eine einzige Tablette enthielt.

Eine kleine Tablette nur und schon konnte ich nachts schlafen. Hatte ich am nächsten Tag in Bestform zu sein, konnte ich mich mit einer der kleinen Schlaftabletten begnügen. Als ich mein erstes Buch herausbrachte, ging es in der Nacht vor einem Interview gar nicht ohne Schlaftabletten. Ich hatte riesige Angst davor, wie ein Zombie dazuhocken, ich wollte als smart, cool und wach rüberkommen. Und ich wollte auf den Fotos gut aussehen. Das war in der Zeit, in der ich mir noch nicht eingestehen wollte, dass meine Schlafstörungen nicht aufhören wollten. Für mich waren die Schlafstörungen eine Extrabürde, die ich eine Weile tragen, aber eines Tages würde abwerfen können. In der Zwischenzeit versuchte ich, das anderen gegenüber so gut wie möglich zu verheimlichen und durchzuhalten. Also schluckte ich eine Schlaftablette, schlief fest, schlief lange und war am nächsten Tag ausgeruht.

Das war zu gut, um auch auf lange Sicht zu funktionieren. Die Tabletten verloren nach und nach an Wirkung und hatten am Ende gar keine mehr. Stattdessen wurde ich wirr und apathisch und mein Mund trocken.

Schlafmittel bringen keinen natürlichen Schlaf. Untersuchungen haben gezeigt, dass Menschen, die nur mit Schlaftabletten schlafen können, nicht genug jener tiefsten Gehirnwellen erzeugen, die Auskunft über die Tiefe und Qualität des Schlafes geben können.[1] Schlaftabletten greifen die Rezeptoren an, die die Gehirnzellen daran hindern, Impulse auszusenden. Schlaftabletten, genau wie Alkohol, betäuben, darauf lässt sich kein Lebensstil aufbauen. Und dann gibt es auch noch all die anderen ungewollten Nebenwirkungen von Schlaftabletten, über die ich mir, als ich abhängig war – und abhängig war ich wirklich –, nicht im Klaren war: Schlaftabletten können vergesslich machen. Man macht Sachen, ohne sich darüber voll bewusst zu sein. Das Reaktionsvermögen kann am Tag darauf eingeschränkt sein, man kann zu einer Gefahr für den Straßenverkehr werden. Wenn man die Schlaftabletten dann absetzt, schläft man mitunter schlechter als vor Beginn der Einnahme. Und es kann noch schlimmer kommen. Eine große amerikanische Studie verglich 10.000 Patienten, die Schlaftabletten nahmen, um schlafen zu können, mit 20.000 anderen, die keine nahmen.[2] Diejenigen, die Schlaftabletten einnahmen, hatten eine 4,6-prozentige Wahrscheinlichkeit, während der zweieinhalbjährigen Testphase zu sterben. Die Sterblichkeitsrate wurde größer, je mehr Tabletten man einnahm. Die Studie zeigte auch, was frühere Untersuchungen bereits angedeutet hatten, dass es einen Zusammenhang zwischen dem Verbrauch von Schlaftabletten und Krebserkrankungen gibt. Diejenigen, die Schlaftabletten einnahmen, hatten eine 30–40% höhere Wahrscheinlichkeit, an Krebs zu erkranken!

Schlaftabletten funktionieren nicht und können mich das Leben kosten. Doch obwohl ich das jetzt weiß, hätte ich sie trotzdem genommen, wenn ich gewusst hätte, dass sie helfen. Ein Mensch, der drei Tage lang nichts zu essen bekommen hat, würde doch auch egal was essen, nur um keinen Hunger mehr haben zu müssen –

und das trotz aller Warnungen zu den möglichen Nebenwirkungen, oder? Wenn man nicht schlafen kann, tut man wirklich alles, um doch nur ein paar Stunden schlafen zu können. Sie brauchen bloß die halbe Million Norweger – bei einer Bevölkerung von 5,2 Millionen – zu fragen, die heutzutage Schlaftabletten einnehmen, um schlafen zu können. Und der Verbrauch steigt. Von 2000 bis 2010 stieg der Verbrauch an Schlafmitteln allein in Norwegen von 6,9% auf 11,1%.[3]

Ich weiß nur von einem einzigen Menschen, der so wie ich an chronischer Insomnie leidet, aber fast alle anderen, die ich kenne, haben irgendwann einmal Schlaftabletten genommen. Und man braucht dafür nicht einmal, so wie ich, unter Müllcontainern herumzusuchen. Ein Freund von mir nahm das erste Mal während eines Krankenhausaufenthaltes Schlaftabletten – und nimmt sie immer noch. Jedes Mal, wenn er wieder alle aufgebraucht hat, loggt er sich auf der Internetseite seines Hausarztes ein, schreibt als Stichwort nur *Schlaftabletten*, und schon bekommt er sein Rezept. Nachgefragt wird nicht.

Auch wenn die Wirkung nachließ, nahm ich aus reiner Verzweiflung auch die folgenden zwei Jahre noch Tabletten. Einmal versuchte ich, die Schlaftabletten auszusetzen, um das System wieder auf null zu stellen und den Körper auf eine neue Runde vorzubereiten, aber das funktionierte nicht. Ich probierte auch sogenannte Einschlaftabletten, die noch weniger Wirkung hatten, aber nicht weniger belastende Nebenwirkungen. Die Medikamente arbeiteten nun gegen mich. Mein Gehirn hatte *Stopp* signalisiert. Nach drei Jahren Insomnie musste ich die Tabletten absetzen. Ohne sie ging es mir besser – auch wenn ich in der Zeit danach noch schlechter schlief. Das wiederum ließ mich sehr schnell nach anderen Dingen suchen, die meinem Schlaf helfen konnten. Aber bloß keine Schlaftabletten mehr, dachte ich. Es ist nun mehr als zwölf Jahre her, seit ich das letzte Mal Medikamente genommen habe, um schlafen zu können. Sollte ich nun wieder damit anfangen?

3

Bald ist es Nacht. Ich telefoniere mit einem Freund, der Arzt ist und dessen bessere Hälfte ebenfalls Schlafstörungen hat. Er hat mir schon mal geholfen, mit Ratschlägen und Rezepten. Ich fasse meine Krankengeschichte zusammen und lese ihm Abschnitte aus dem Beipackzettel vor.

»Wovor hast du Angst?«, fragt er mich.

»Das Medikament ist für psychisch Kranke. Ich will einfach nur schlafen! Ich möchte nichts nehmen, was mich irgendwie verändert.«

»Der Arzt hat dir ein Medikament in einer sehr niedrigen Dosierung verschrieben. Das solltest du probieren. Du hast nichts zu verlieren.«

Ich schlucke eine der kleinen Tabletten um halb elf, das ist viel zu früh am Abend für mich. Ohne Hilfsmittel würde ich um diese Zeit nicht schlafen können. Aber ich denke mal, wenn ich schon schummele, dann kann ich genauso gut versuchen, einen langen Schlaf rauszuschlagen. Ausnahmsweise gehe ich mal zusammen mit Line schlafen; sie schließt bald die Augen und wird ruhig. Das war eine der ersten Sachen, die ich von ihr kennenlernte, nämlich was für ein gutes Verhältnis zum Schlaf sie hatte und wie viel Schlaf sie brauchte. In den Phasen, in denen ich normal schlafen kann, scheint sie aber sogar noch doppelt so viel Schlaf zu brauchen wie ich. Jetzt schaue ich zu, wie sie einschläft, … jetzt kommt das leichte Zucken, als würde sie über eine Schwelle stolpern. Sie liegt in ihrer Lieblingshaltung mit gekreuzten Armen auf der Seite. Die Bettdecke verdeckt die untere Hälfte des Gesichts, lediglich die Nase schaut raus. Mucksmäuschenstill. Sie schläft und wird das auch noch viele weitere Stunden tun. Sie ist auf einer nächtlichen Reise, die jeder Schlafende unternimmt und die aus verschiedenen Abschnitten oder Schlafphasen zusammengesetzt ist: Zuerst die Einschlafphase, das Dösen zwischen Wachsein und Schlaf, dann die Leichtschlafphase, in der sie die Hälfte der Nacht verbringen wird. Das ist das Schlafniveau, zu dem wir jedes Mal, wenn wir von einer Schlafphase in die nächste wechseln, zurückkehren. Wir schlafen. Nach der ersten halben Stunde gehen wir in die Tiefschlafphase, den sogenannten *Deltaschlaf* über. In der Tiefschlafphase ist das Tor der Sinne zu. Ob die Kinder nun jammern oder nach uns rufen, Line würde nicht wie ich aus dem Bett hochfahren, denn ich scheine fast nie Tiefschlafphasen zu haben. Im Tiefschlaf bewegen sich die Augen nicht, die Muskeln entspannen sich zunehmend, das Gehirn ändert seinen Rhythmus und arbeitet nun in langsamen und tiefen Wellen, den sogenannten Deltawellen, die 0,5 bis 3 Zyklen pro Sekunde ausmachen. Das könnte man mit den sich bewegenden Wellen eines Schwimmbeckens vergleichen. Wenn das Becken voller Leute ist, die sich viel bewegen, entstehen viele kleine Wellen. Sind da weniger Leute, die sich auch noch weniger, aber im gleichen Takt bewegen, entstehen weniger, aber dafür höhere Wellen.[4] So arbeitet unser Gehirn, wenn die Reize der Außenwelt des Nachts ausgeschaltet werden. Nach dem Tiefschlaf, der circa anderthalb Stunden andauert, gleiten wir wieder für einige Minuten zurück in den Leichtschlaf, bevor der REM-Schlaf oder Traumschlaf einsetzt, der sich wiederum von den anderen Schlafphasen unterscheidet: Die Gehirnwellen werden wieder kleiner und kürzer, die Augenbewegungen schneller, die Atemzüge unruhig und die Muskeln erschlaffen. Nachdem wir uns eine Weile in der ersten von mehreren REM-Schlafphasen befunden haben, wiederholt sich der Zyklus: Leichtschlaf, Tiefschlaf, Leichtschlaf, REM-Schlaf, Leichtschlaf, Tiefschlaf, Leichtschlaf, REM-Schlaf. Wachen wir nachts auf, dann höchstwahrscheinlich irgendwann zwischen diesen Phasen, die sich bis zum Aufwachen wiederholen. Diese sind jedoch nicht gleich lang. Je näher wir dem Punkt des Aufwachens kommen, desto kürzer werden die Tiefschlafphasen und desto länger die REM-Schlafphasen. Fast den gesamten Tiefschlaf bekommen wir in der ersten Nachthälfte. Kurz vor dem Aufwachen durchlaufen wir die längsten REM-Phasen.

Line schläft. Ich selbst liege hellwach da, blicke in den dunklen Raum und warte auf eine mich ereilende äußere Macht – von einem Pharmakonzern entwickelt und in einer Fabrik hergestellt –, die mich in den Schlaf befördern soll. Ohne das Wissen um eine kleine blaue Pille, die gerade dabei ist, sich in meinem Körper aufzulösen und ihre Wirkstoffe ins Blut und in mein Gehirn zu befördern, wäre ich schon längst wieder aufgestanden. Ich will die medizinische Wirkung nicht behindern, also lese ich nicht auf meinem iPad oder höre Musik oder schaue mir einen Film an. Stattdessen tue ich etwas, was ich schon jahrelang nicht mehr gemacht habe: Ich liege einfach nur da und warte.

Bald schon erfasst mich eine Schwere, die mich auf die Matratze und das Kopfkissen drückt. Meine Arme und Beine werden schwer, die Augen fallen mir zu und ich werde in so etwas wie Schlaf hineingezogen.

Schlaf ist nicht nur ein Grundzustand des Menschen, sondern dort beginnt und endet auch alles. Im Schlaf beginnen unsere Herzen das erste Mal zu schlagen, für die meisten hören sie auch im Schlaf wieder auf zu schlagen. Der Schlaf liegt wie Airbags um unsere Existenz und stellt die barmherzigen Pausen in unserem

Dasein dar. Der wache Teil unseres Lebens gründet sich auf dem schlafenden. Dennoch scheinen Kopf und Geist alles daranzusetzen, die beiden Teile voneinander getrennt zu halten. Der zum Schlaf Bereite schließt die Tür, zieht die Vorhänge zu, macht das Licht aus und rollt sich unter einer Decke zusammen. Das Gesicht wird zugedeckt, die Augen schließen sich, so als ob der wachen Umwelt gegenüber nichts verraten werden sollte.

Seit wann existiert Schlaf? Heute wissen wir, dass alle Tiere, sogar Insekten, schlafen, doch war das schon immer so? Würmer entstanden vor über 500 Millionen Jahren während der kambrischen Explosion; anscheinend schliefen sie auch ab und zu.[5] Wie die Dinosaurier schliefen, wissen wir nicht, auch wenn man Fossilien gefunden hat, die ruhende Dinosaurier gewesen sein könnten. *Mei long – Schlafender Drache* auf Chinesisch – ist eines der bekanntesten Fossilien, ein Vogel-Dinosaurier aus der Kreidezeit, der in einer Körperhaltung gefunden wurde, die an heutige ruhende Vögel erinnert: der Kopf unter die Flügel gesteckt, die Hinterbeine unter dem Körper eingezogen.

Vor 14 Millionen Jahren noch schliefen alle Säugetiere für kürzere Perioden, oft nur jeweils für Minuten. Die Pierola-Affen (lat. *Pierolapithecus catalaunicus*), vielleicht Vorfahren sowohl der Menschen als auch der großen Menschenaffen, lebten auf der Iberischen Halbinsel und gehörten zu den ersten Primaten, die sich in den Baumwipfeln Nester bauten. So konnten sie sich vor den unten auf dem Boden lauernden Gefahren schützen und die Nächte durchschlafen. Das war der Beginn des langen, zusammenhängenden, nächtlichen Schlafs.[6] Später lernten die Arten, die sich zu Menschen weiterentwickelten, das Feuer zu kontrollieren, und waren damit in der Lage, in Sicherheit und für längere Zeit auf dem Boden zu schlafen. Die Suche unserer Vorfahren nach einem nächtlichen Schlaf ohne Gefährdungen von außen bewirkte eine neue Richtung in der Evolution. Mit einem längeren Schlaf bekam man auch eine höhere Schlafqualität. Besonders der hohe Anteil an REM-Schlaf, das heißt Traumschlaf, hat zu heute wiedererkennbaren menschlichen Eigenschaften beigetragen: viele und komplexe Gefühle, Empathie, aber auch hoch entwickelte kognitive Fähigkeiten, ein gutes Erinnerungsvermögen und Kreativität. Man kann sogar behaupten, dass uns erst der zusammenhängende Schlaf – weit mehr als andere Dinge – zum Menschen gemacht hat.

Und doch scheint die Grenzlinie zwischen unseren Stunden im Wachzustand und denen, die wir im Schlaf verbringen, so unüberwindlich. Wie in den Tod, so können wir auch in den Schlaf nichts mit hineinnehmen oder mit herausbringen. Nachdem wir eine Mahlzeit zu uns genommen haben, können wir uns an alles erinnern: wie wir uns an den Tisch gesetzt haben, wie das Essen und die Getränke aufgetragen wurden, das Aussehen, den Duft und Geschmack der einzelnen Gerichte, wovon wir uns genommen haben, wie viel wir uns auf den Teller gelegt haben, was wir mochten, was nicht. Der Schlaf jedoch ist im Augenblick des Erwachens schon vergessen. Wir erinnern uns noch daran, wie müde wir waren, als wir ins Bett gingen, sind jetzt jedoch nicht mehr müde. Wir wissen, dass Zeit vergangen ist, wir haben jedoch keine Erinnerung an den Schlaf. Wo sind wir gewesen? Was haben wir gemacht? Es gibt keine Spuren am Körper, es gibt auch überhaupt keine anderen, um genau zu sein. Betrachten wir nur die Geschichte der Menschheit: Alles, was wir heute wissen, basiert auf dem Wachzustand des Menschen. Über den Schlaf und die Nacht wissen wir fast nichts.

Wir können uns an Träume erinnern, doch wenn wir sie nicht bewusst verarbeiten, sind die Eindrücke in Minuten hinweggeschwemmt. Die Eigenschaft des Schlafes, alle Spuren zu verwischen, zieht sich bis in den Wachzustand hinein. Die letzten Minuten *vor* dem Einschlafen werden, während wir schlafen, aus der Erinnerung gelöscht. Die Forschung zeigt, dass der Erinnerungsverlust während des Schlafes rückwirkende Kraft besitzt.[7] Während des Einschlafens wurden Versuchspersonen kurze Wortgruppen vorgespielt. Diejenigen, die 30 Sekunden nach dem Einschlafen wieder geweckt wurden, konnten sich noch immer daran erinnern, was sie vor dem Einschlafen gehört hatten. Diejenigen aber, die erst nach 10 Minuten wieder geweckt wurden, vermochten das nicht. Einige von ihnen erinnerten sich auch nicht mehr an das, was sie noch 10 Minuten vor dem Einschlafen gehört hatten. Dass wir uns nicht an den Moment des Einschlafens und den kurz davorliegenden Zeitraum erinnern, kann auch erklären, warum wir uns nicht an kurzes nächtliches Aufwachen erinnern.

Der undurchdringliche Aspekt des Schlafes scheint auch die Fantasie rund um das Thema in Grenzen gehalten zu haben. Die Mythologie hat stets die wichtigsten Fantasien der Menschen widergespiegelt. Rund um Sex, Krieg, Tod und Rausch entstanden Götterwelten. Mythen über den Schlaf gibt es dagegen nur wenige. In der altnordischen Mythologie gibt es keinen Gott des Schlafes, das Einzige, was dem nahekäme, wäre die Riesin namens Natt (Nacht), ein sogenanntes *Trollweib*. Jede Nacht reitet sie auf ihrem Pferd Rimfakse, das seinen Speichel in Form von Morgentau auf dem Gras hinterlässt, über den Himmel. In der griechischen Mythologie gibt es zumindest einen eigenen Gott des Schlafes: Hypnos.[8] Hypnos ist der Zwillingsbruder von Thanatos, dem Gott des friedlichen Todes. Das sagt etwas darüber, wie die Griechen den Schlaf einordneten. Der Gott des Schlafes lebt in seiner Höhle in Erebos, einem – laut griechischer Mythologie – Land in ewiger Finsternis, jenseits der Pforten zur aufgehenden Sonne. Vor Hypnos' Höhle wachsen Mohnblumen und auf dem Kopf trägt er einen Kranz aus Mohnblumen. Weil Hypnos es nicht mag, von Geräuschen geweckt zu werden, gibt es in der Höhle weder knarrende

Pforten noch Türen. Einer der fünf Flüsse der Unterwelt, der Fluss des Vergessens, fließt an Hypnos' Höhle vorbei. Von dort aus kann der Gott des Schlafes nicht erkennen, ob es Tag oder Nacht ist, was ihn jedoch nicht daran hindert, jede Nacht, zusammen mit seiner Mutter Nyx, der Göttin der Nacht, an den Himmel zu steigen. In späteren europäischen Sagen kommt der Schlaf in Gestalt eines kleinen Mannes, der aus einem Sack magischen Sand in die Augen der Menschen streut, damit sie einschlafen und träumen können. In Skandinavien nennt man ihn *Jon Blund* oder *Ole Lukkøye*, auf Deutsch *Sandmann* und auf Englisch *sandman*. Er steht für das Träumen, nicht das Schlafen oder den Schlaf. Man versteht schnell, warum die Fantasie des Menschen den Traum vorzieht. Der Schlaf an sich ist handlungsleer, er ist die Pause, der leere Zwischenraum. Im Schlaf sind wir alle uns selbst überlassen. Allein in unseren Träumen handeln und fühlen wir, und durch diese Handlungen und Gefühle üben wir Mitmenschlichkeit. Allein in unseren Träumen können wir einander sehen.

Doch um träumen zu können, muss man zunächst erst einmal schlafen können.

4

Am nächsten Morgen setze ich mich im Bett auf. Ich fühle mich schwer und benommen. Habe ich tief genug geschlafen? Lange genug? Habe ich überhaupt geschlafen? Mit den Jahren bin ich zu einem Experten geworden und kann mein Schlafverhalten beobachten und Diagnosen stellen. Und wie auch bei allen anderen Fachidioten: Je tiefer man gräbt, desto ausschweifender und unverständlicher werden die Antworten. Es ist schon lange her, dass ich auf die Frage *Hast du gut geschlafen?* ehrlich geantwortet habe. Ich habe mir angewöhnt, einfach nur zu nicken und *Ganz okay!* zu antworten. Die Frage ist eine Höflichkeitsphrase, niemand möchte eine ausführliche Antwort hören.

Was das Tagesgeschäft betrifft, weiß ich so ungefähr, was auf mich zukommt, aber über die Nächte habe ich keine Kontrolle. Ich weiß nie, was da auf mich zukommt, und in der Regel weiß ich auch hinterher nicht, wie es war. Der Schlaf kommt oder er kommt auch nicht. Ich kann eine ganze Nacht durchschlafen oder auch eine ganze Nacht lang nur wach liegen und die Decke anstarren. Ich kann die halbe Nacht wach liegen und die zweite Hälfte in Tiefschlaf fallen. Ich kann mich um drei Uhr nachts hinlegen und um halb fünf meinen Tag beginnen. Ich kann acht Stunden in einer Art bewusstlosen Dämmerzustandes zubringen, ohne in den Tiefschlaf zu kommen. Ich kann mich vom Bett aufs erste Sofa, von dort aufs zweite Sofa und dann auf den Fußboden vor den Fernseher und wieder zurück ins Bett bewegt haben. Ich kann mir drei Filme hintereinander angeschaut haben. In einigen Nächten finde ich Schlaf, in anderen nicht. Wo auch immer sich der Schlaf hinbewegt, ich versuche, ihm auf den Fersen zu bleiben.

Nachts kann alles Mögliche passieren, und das Einzige, was ich machen kann, ist, in mich hineinzuhorchen und Worte zu finden.

Aber jetzt bin ich unsicher.

Ich höre Line und die Kinder im Obergeschoss miteinander reden. Als Letzter aufzuwachen ist ungewohnt. Ich dusche und ziehe mich an, und wie ich so aus der Nacht auftauche und über die Schwelle in den Tag trete, merke ich, dass mit mir etwas nicht stimmt. Sind das die Nachwirkungen der Tablette? Ich muss irgendwie weggetreten gewesen sein, aber es fühlt sich nicht an, als ob ich geschlafen hätte. Ich bin nicht müde, aber ich habe auch nicht das Gefühl, erholt zu sein, wie sonst nach einer guten Nacht. Als ich ins Obergeschoss gehe, rufen die Kinder fröhlich nach mir, aber Lächeln geht nicht.

»Morgen!«, sagt Line.

»Morgen!«, erwidere ich.

Das erste Wort des Tages, der erste Austausch mit einem anderen Menschen – manchmal ist das, wie eine vollgekramte Rumpelkammer zu öffnen. An manchen Tagen bleibt das Gerümpel da, wo es ist, an anderen fällt dir alles entgegen. An jenem Morgen verstehe ich, dass ich mich zurückhalten muss; ich habe nichts Gutes beizutragen. *Einfach nur durchhalten*, sage ich mir. In einer Dreiviertelstunde sind die Kinder im Kindergarten und ich bin auf Arbeit. Meine Arbeit gibt mir den Abstand, den ich brauche: Abstand zu anderen Leuten, aber auch zu mir selbst. Hier zu Hause, mit unseren zwei kleinen Kindern, starrt mir das Leben mitten ins Gesicht; es gibt keinen Abstand, ich kann mich nirgendwo verstecken.

Wir machen uns fertig. Jacken und Schuhe müssen zusammengesucht werden, Trinkflaschen und Regensachen dürfen wir nicht vergessen, wir müssen uns anziehen. Das ist eine Situation, in der ich oft schnell ungeduldig werde, aber an diesem Morgen ist es noch schlimmer als sonst: Ich beginne zu schwitzen, dann beginnt es zu jucken. Mein Brustkorb wird eng, ich bekomme keine Luft. Der Flur mit all den Leuten und Klamotten und Schuhen wird für mich zu einem Käfig. Ich muss einfach raus hier.

»Aber ich will keine Jeans anziehen«, jammert unsere Fünfjährige, als ich ihr die Hose überziehen will. Ich merke, wie es in mir brodelt.

»Keine Widerrede!«

»Ich *will* aber nicht!«

Ich halte sie fest. »Das ist mir *egal*!«

»Anders!«, warnt mich Line.

Als wir nach draußen und auf die Treppe treten, packe ich unseren Zweijährigen, der nicht über die Türschwelle will.

»Komm schon!«

Er schüttelt den Kopf.

»Verdammt noch mal!«, knurre ich ihn an und zerre ihn ins Tageslicht. »Komm schon!«

Er schaut mich erstaunt an und sagt einfach nur: »Papa!«

»Jetzt reiß dich einfach mal zusammen!« Line schaut mich streng an und hält meinem Blick stand.

Mir ist heiß, der Schweiß läuft mir den Rücken runter und meine Kopfhaut juckt. Wenn ich jetzt wütend werde, ist alles aus, das weiß ich. Aber ich *will* mich nicht zusammenreißen, ich will mich nicht beherrschen. Wenn die Kinder denn den ganzen Weg über bocken wollen und Line streiten muss – bitte schön! Ich bin bereit.

Jetzt hält Line inne und es sieht aus, als habe sie plötzlich jemand Fremden vor sich.

»Was ist denn los mit dir?«, fragt sie. »Hast du irgendwelche Dr.-Evil-Pillen genommen, oder was?«

Ich schaue in die Gesichter unserer Kinder: Die Fünfjährige schaut mich an, als ob ich nicht ganz dicht sei. Das Gesicht des Zweijährigen ist rot und verweint. Ich nehme ihn auf den Arm und versuche zu trösten, aber er streckt die Arme nach seiner Mutter aus und entgleitet mir.

Zwanzig Minuten später, nachdem ich die anderen abgesetzt habe, sitze ich im Auto und heule. Mein Gesicht fühlt sich an wie eine Maske; die Tränen, die darüberrollen, spüre ich nicht. Ich fühle mich kraftlos, schwer und unter Medikamenteneinfluss. Mein Mund ist trocken, auf der Zunge spüre ich einen anhaltenden metallischen Geschmack.

Es spielt keine Rolle, ob diese Tabletten Schlaflosigkeit oder Trostlosigkeit kurieren sollen, sie wirken jedenfalls nicht.

Eine Woche später stehe ich wieder vor dem Spiegel in der Patiententoilette meines Arztes. Ich beuge mich über das Waschbecken und näher an den Spiegel. Meine Augen glänzen, als ob ich unter Drogen wäre oder Fieber hätte. Ich friere und schwitze abwechselnd, meine Muskeln und Gelenke tun mir weh. Jedes Mal, wenn das Kind im Wartezimmer seinen Spielzeug-Lkw gegen den Kindertisch knallt, zucke ich zusammen. Nicht das Schlafmittel verursacht solche Symptome, es ist vielmehr die natürliche Reaktion meines Körpers auf den Schlafentzug. Am Abend zuvor war ich früh eingeschlafen, doch um 1 Uhr nachts schon wieder aufgewacht und konnte dann nicht mehr einschlafen. Erst als es dämmerte, bin ich auf dem Sofa eingeschlummert. In der Nacht davor war es genauso schlimm.

Ob es an der einen Nacht mit dem Schlafmittel lag, die diese neue schlimme Phase eingeleitet hat, weiß ich nicht. Das spielt auch keine Rolle. Das geht jetzt schon seit sechzehn Jahren so. Sechzehn Jahre machen 5.840 Nächte. Wenn man von täglichen sieben Stunden Schlaf ausgeht, wären das 40.880 Stunden, die ich eigentlich schlafend verbracht haben sollte.

So viele Stunden, in denen ich wach gelegen habe. So viele verlorene Stunden!

Ich gehe wieder ins Wartezimmer, setze mich, nehme ein nicht mehr aktuelles Frauenmagazin in die Hand und sehe, wie meine Hände, die die glänzenden Seiten halten, zittern. Ein fast unmerkliches Zittern. Das habe ich bisher noch nie bemerkt. Hat der Verfall schon eingesetzt? Liegt das am Alter oder an all dem Schlafmangel der letzten Jahre? Stand da in dem Artikel nicht etwas über eine 40% höhere Wahrscheinlichkeit, Krebs zu bekommen? Oder über 40%? An einigen Abenden schien mir, als hätte ich Herzrasen. Was war das? Mein Gott, wie konnte ich das nur all die Jahre hinnehmen, ohne etwas zu unternehmen? Ich muss eine Lösung finden. Es geht ja nicht nur um meine eigene Gesundheit oder mein Leben; ich habe eine Familie, die mich braucht, für die ich noch viele Jahre gesund, stark und ausgeruht sein will. Ist es die Angst oder die Hoffnung, die mich hergetrieben haben? Gibt es das eine nie ohne das andere?

Ich werde aufgerufen und schlurfe ins Sprechzimmer.
»Wie lief's?«, fragt der Arzt.
»Für mich keine Tabletten mehr«, sage ich. »Was kann ich noch machen, um schlafen zu können?«

MAI. SO SCHLÄFT MAN BESSER.

Über Kräuter, Selbsthilfebücher, Meditation, Psychiatrie, Hypnose, Kaffee, Yoga, Selbstbefriedigung und andere gute Ratschläge. Und wie man eine Katze auf seinen Schoß lockt, was eigentlich Träume sind, einen vier Milliarden alten Rhythmus oder wie die Verzweiflung einen alles zweimal ausprobieren lässt.

1

Alles muss man einmal probiert haben. In der Mittagspause fahre ich zur Apotheke, dieses Mal zu einer anderen. Ich will nicht wiedererkannt werden, will nicht als noch verzweifelter dastehen, als ich es ohnehin schon bin, was mich wiederum noch verzweifelter werden lässt. Warum soll man mir meine Verzweiflung eigentlich nicht anmerken können? Ich will ja niemanden vergiften, ich will einfach nur schlafen können. Ich suche nach dem Regal mit rezeptfreien Schlafmitteln. Wo sortiert man den Schlaf ein? Gehört der zu »Schmerzmitteln« oder »Ernährung«? Zum Schluss frage ich die Apothekerin, sie zeigt mir das Regal mit Nahrungsergänzungsmitteln, das auch eine Handvoll Mittel gegen Schlafstörungen enthält: die norwegischen *Lifeline Care*-Schlafkapseln, die »zur Entspannung, schnellerem Einschlafen und besserer Schlafqualität« beitragen können, *Valerina*-Tabletten, das heißt Baldrian »für die Linderung von leichten Unruhezuständen und Schlafstörungen« und *Pascoflair*, bei dem der Beipackzettel hinter dem grünen Aufkleber »Neu!« steckt. Ganz links steht noch eine lila-weiße Schachtel *Sedix*: »Zur Linderung leichter Symptome von Unruhe und für die Unterstützung der Einschlafphase. Für Erwachsene und Kinder ab 12 Jahren.

Pflanzliches Schlafmittel«. Vor dieser letzten Reihe mit Tablettenschachteln klebt ein blaues Schildchen: *Bekannt aus der Fernsehwerbung!* – Dafür hätte man im Fernsehen Reklame gemacht, erklärt die Apothekerin. »Sie wissen schon, für rezeptfreie Medikamente kann man Reklame machen, für rezeptpflichtige wie Schlaftabletten nicht. Das ist Sache der Ärzte. Jedes Mal, nachdem im Fernsehen eine Reklame gelaufen ist, kommen viele Kunden an und fragen danach.«

»Kaufen viele Leute solche Produkte, also ich meine diese rezeptfreien Schlafmittel?«

»Ja, viele. *Sedix* wird aber nicht mehr so viel gekauft«, sagt die Frau. »Vielleicht machen die keine Fernsehreklame mehr.«

»Was würden Sie empfehlen?«, frage ich und erzähle, dass ich seit sechzehn Jahren an Insomnie leide und normale Schlafmittel bei mir nicht mehr anschlagen.

Die Apothekerin ordnet die Stapel mit Schachteln. »Für keines dieser Produkte gibt es einen dokumentierten Effekt«, sagt sie.

Ich verstehe ihre Antwort nicht, muss also selbst entscheiden und nehme mir eine Schachtel *Valerina Forte*, ganz einfach wegen dem *forte* im Namen. Wenn ich denn schon von Antipsychotika auf pflanzliche Mittel umsteige, dann kann ich wenigstens das stärkste nehmen, was es auf dem Markt gibt.

Bei meinem letzten Arztbesuch hatte ich eine Überweisung für weitere Untersuchungen im Schlaflabor des Ullevål-Krankenhauses bekommen. Ich würde Geduld haben müssen, meinte der Arzt noch, die Warteliste wäre lang. Als ich aus der Arztpraxis kam, fühlte ich mich ermutigt: keine Tabletten mehr, aber eine Überweisung. Man würde mich genauer untersuchen, wir würden der Sache auf den Grund gehen.

Das Schlaflabor: Ich stelle mir vor, wie ich spätabends zum Krankenhaus komme, von Ärzten und Pflegern in grünen Kitteln in Empfang genommen werde, die mich auf eine Krankenbahre legen und mich in einen dunklen Raum voller riesiger Maschinen und Messinstrumente schieben. Eine Maske wird mir über Mund und Nase gelegt und an meinem Kopf und meiner Brust werden Sonden befestigt. So werde ich allein gelassen, stelle ich mir vor, und die Ärzte und Pfleger warten hinter einem großen Fenster – oder hinter so einem, das nur von einer Seite her durchsichtig ist, wie in den Polizeiserien im Fernsehen –, bis ich eingeschlafen bin. In meiner Fantasie sind wir mehrere, die unter grünen Laken auf Aluminiumbahren in einer Reihe daliegen, ähnlich den Leuten, die von irgendwelchen außerirdischen Wesen entführt worden sind. So dazuliegen, mit extrem teuren Messinstrumenten und einem Ärzteteam, das auch noch Nachtzuschlag bekommt und darauf wartet, dass ich einschlafe, hört sich an wie der ultimative Albtraum eines Schlaflosen. Ich muss schlafen können, damit die kostbaren Untersuchungsgeräte etwas untersuchen können.

Es ist Abend. Die Kinder schlafen und Line gähnt. Ich jedoch bin hellwach. In der Jackentasche draußen im Flur liegt die Schachtel mit dem pflanzlichen Schlafmittel, das ich gekauft habe. Ich bin unsicher, ob ich Line einweihen soll. Mir liegt daran, als ein Mensch aufzutreten, der funktioniert, besonders ihr gegenüber. Sie weiß ja alles über meine Schlafstörungen, spürt deren Auswirkungen am eigenen Leib. Ich kann ihr aber nicht zumuten, den ganzen Kampf mitanzusehen, das wird zu viel für uns beide. Andererseits war die letzte Tablettenrunde für die gesamte Familie beängstigend, und auch wenn das jetzt nur so etwas wie Placebos sind, werfe ich sie doch ein, um eine bestimmte Wirkung zu erzielen, sogar eine *Forte*-Wirkung.

Ich hole die Schachtel und zeige sie ihr. »Das sind nur Kräuter. Funktioniert bestimmt nicht, aber versuchen will ich's«, sage ich.

»*Valerina*«, sagt Line. »Die hast du doch schon mal genommen!«

»Nein, die nicht.«

»Doch, hast du!«

»Wann denn?«

»Das ist schon lange her. Letztes Mal, als du alles Mögliche versucht hast.«

Letztes Mal, als ich alles Mögliche versucht habe? Warum kann ich mich nicht daran erinnern?

Als die Schlaftabletten damals keine Wirkung mehr zeigten, war ich, was das nächtliche Wachliegen betrifft, immer noch ein Amateur. Damals wusste ich es noch nicht, aber das war lediglich der Beginn meiner langen Karriere als Schlafloser. Ohne Tabletten, zu denen ich greifen konnte, wurde ich noch verzweifelter. Ich tat all die Sachen, von denen ich heute weiß, dass sie falsch sind: Ich ging früher ins Bett, in der Hoffnung, schlafen zu können. Ich lag die ganze Nacht wach und wartete auf den Schlaf. Lag morgens länger im Bett – oder am Nachmittag und an den Wochenenden –, um den verpassten Schlaf nachzuholen. Gelang mir das, bekam ich auch wieder Boden unter den Füßen, verlor dafür aber den Tag-Nacht-Rhythmus. Der Arzt, zu dem ich damals ging, wusste sich auch keinen Rat mehr, ich war also auf mich selbst angewiesen. Ich tat alles, was verzweifelte Leute so tun, die nicht schlafen können und bei denen die Tabletten nicht mehr wirken: Ich änderte meine Ernährung, ich trank keinen Kaffee mehr. Ich trank zuerst mehr Alkohol, dann weniger und zum Schluss gar keinen mehr. Mehrere Monate lang lebte ich total enthaltsam, trank freitags abends mit den Kumpels nur noch Brause und alkoholreduziertes Bier und hielt durch, bis die Schere zwischen den anderen Betrunkenen und mir, dem Nüchternen, zu groß wurde. Erst dann fuhr ich nach Hause. Ich probierte Meditation, fuhr sogar in die Sporveisgata in Oslo zur *Acem*-Meditation, besuchte einen Anfängerkurs, bekam einen Meditationslaut zugeteilt, den ich, im Schaukelstuhl in unserem Wohnzimmer sitzend, immer wieder wiederholte. Ich versuchte morgens und abends zu meditieren, musste aber vor jeder Meditation dafür sorgen, dass Line unterwegs oder eingeschlafen war. Ich hatte Angst, dass sie sich totlachen würde, wenn sie mich so, in Lotusstellung mit den Handflächen gen Himmel und geschlossenen Augen, finden würde. Ich konnte mich fast nie von der Selbstreflexion lösen, ich sah mich die ganze Zeit von außen. Während ich da so saß und versuchte, in irgendeinen anderen Bewusstseinszustand überzugehen, gelang es mir keinen einzigen Moment, eine Stimme, meine eigene, loszuwerden, die sagte: *»Du Idiot!«*

Bei Insomnie geht es auch um Selbst-Bewusstsein. Ein schlafloses Gehirn ist ein Gehirn, das nicht aufhören kann, an sich selbst zu denken. Der Wunsch, den Schlaf kontrollieren zu können, kann das genaue Gegenteil bewirken. Und das gilt nicht nur für den Schlaf. Es ist, als ob dir jemand sagt: Denk bloß nicht an Erdbeereis! Natürlich denkt man dann an Erdbeereis! Der amerikanische Psychologieprofessor Daniel Wegner entwickelte die Theorie von den *ironischen Prozessen der mentalen Kontrolle.* Er führte mit 110 Studenten folgendes Experiment durch: Er gab ihnen einen Walkman und eine Kassette – es war in den Achtzigern – und schickte sie nach Hause. Dort sollten sie sich die Kassette anhören, nachdem sie sich schlafen gelegt und das Licht gelöscht hatten. Die eine Hälfte hörte die Anweisung, so schnell wie möglich einzuschlafen, die andere, einzuschlafen, wenn ihnen danach war. Die erste Gruppe schlief natürlich am schwersten ein, aber damit nicht genug. Diese Gruppe war noch einmal geteilt worden: Ein Teil der Gruppe hörte stressige Marschmusik, der andere Teil beruhigende New-Age-Musik. Damit sollte das Stressniveau für diejenigen noch weiter angehoben werden, die sowieso schon davon gestresst waren, rasch einschlafen zu müssen. Und das hatte folgenden Effekt: Diejenigen, die rasch einschlafen sollten und Marschmusik hören mussten, schliefen am schwersten ein und schliefen auch die gesamte Nacht über schlechter als die anderen, noch lange nachdem die Musik nicht mehr gespielt wurde. Das Experiment hatte nicht nur die Einschlafphase gestört, sondern auch den Teufelskreis der Insomnie etabliert.[9] Je mehr man an den Schlaf denkt, je dringender man schlafen möchte, desto geringer wird die Chance, dass man auch wirklich schläft. Viktor Frankl, Professor für Psychiatrie, schrieb einmal, dass der Schlaf wie eine Taube sei, »die neben deiner Hand gelandet ist und so lange dort sitzen bleibt, wie du ihr keine Beachtung schenkst. Versuchst du aber, sie zu greifen, flattert sie rasch davon.«[10] Sein Bild ähnelt meinem: Ich denke, der Schlaf ist eine eigenwillige Katze, die ich versuche, auf meinen Schoß zu locken. Die Katze kommt nur zu mir, wenn ich sie nicht mehr beachte. Während sie mich beobachtet, streicht sie lautlos und mit gesenktem Kopf um mich herum. Sie wartet und wittert, so als ob sie meine Verzweiflung riechen könnte. Ich versuche, die Katze zu vergessen, sodass sie lautlos auf meinen Schoß springen, sich zusammenrollen und zur Ruhe kommen will.

An Insomnie zu leiden bedeutet, von der Taube oder der Katze besessen zu sein. Ich habe mehrere Nächte lang nicht geschlafen, ich brauche meinen Schlaf, morgen habe ich ein wichtiges Meeting oder ich soll die Frau, in die ich verliebt bin, treffen oder eine wichtige Prüfung ablegen oder eine längere Reise antreten – einfach *alles* hängt davon ab, dass ich schlafen kann. Die Verzweiflung gewinnt die Oberhand. Die Taube fliegt weg, die Katze verschwindet.

Normale Menschen wissen, dass sie nachts schlafen werden. Das erwarten sie, doch es ist kein bewusster Gedanke. Der Schlaf kommt einfach, wie immer. Schlafen zu können kann man mit einer zu erledigenden Arbeit vergleichen, so wie ein Vogelhäuschen bauen, eine Wand anstreichen oder ein Gericht zubereiten. Wenn wir es schaffen, uns selbst und all unseren Ballast zu vergessen und mit den Gedanken nur bei der Arbeit zu sein, haben wir gute Aussichten, dass uns alles gelingt. Doch wenn es uns nicht gelingt, uns selbst während der Arbeit beiseitezulassen, wenn wir all unsere Sorgen und Gedanken mit uns nehmen und die ganze Zeit über nur auf die Uhr blicken und zusehen, wie die Sekunden davonticken – dann kann das Basteln des Vogelhäuschens oder das Anstreichen oder die Essenszubereitung zur nicht zu bewältigenden Aufgabe werden. Mein Verhältnis zum Schlaf ähnelt sehr meinem Verhältnis zum Schreiben. Je bewusster ich mir bin, gerade am Schreiben zu sein, desto schwieriger wird es. Je weiter ich mich vom Unbewussten entferne, desto weniger Qualität produziere ich, was das Schreiben oder Schlafen betrifft. Je intensiver ich mich bemühe, desto schwieriger wird es. Und je mehr man denkt, dass man es braucht, desto geringer werden die Chancen, dass man es auch tatsächlich hinbekommt. Oder wie der amerikanische Komiker W. C. Fields es formulierte: »Die beste Behandlung für Insomnie ist viel zu schlafen.«

Ganz gleich, wie lange ich vor vielen Jahren nun dort in der Wohnung in Tøyen in meinem Sessel saß und meinen Meditationslaut wiederholte, ganz gleich, wie lange ich es *versuchte*, dem Bewusstsein meiner selbst konnte ich nicht entkommen. Ich erreichte rein gar nichts, ganz im Gegenteil: Je länger ich so dasaß, desto mehr hasste ich mich selbst. Und nachts schlief ich auch nicht besser.

Was habe ich noch probiert? Ich ging zu einem Psychiater, der auf Schlafstörungen spezialisiert war und unter anderem Hypnosebehandlungen anbot. Jeden Mittwochnachmittag nahm ich also den Zug nach Sandvika, einem Vorort von Oslo, und war immer jeweils eine halbe Stunde vor dem Termin dort. Dann stand ich da und wartete vor dem Gebäude, in dem sich die Arztpraxis befand. Der Psychiater war ein kleiner Mann mit einer leisen Stimme, einer nervösen Erscheinung und einem kleinen Sprechzimmer, in dem wir uns fünfundvierzig Minuten lang gegenübersaßen. Als ich das zweite Mal dort erschien, hatte ich gerade noch einmal meine Bücher gelesen, die ich bis zu diesem Zeitpunkt herausgegeben hatte, und ich erinnere mich, wie ich dachte: *Jetzt kannst du dich nicht so einfach wieder rausziehen!* Er gab mir einen Fragebogen mit über hundert Fragen zum Ausfüllen, und nachdem er meine Antworten gelesen hatte, fragte er mich: »Haben Sie einmal daran gedacht, dass Sie vielleicht eine Depression haben?«

»Nein«, antwortete ich.

Mir waren die Schlafstörungen ein Rätsel, aber sie waren ein Rätsel an sich, das ich mit nichts anderem in Zusammenhang brachte. Ich wies die Frage rasch von mir. Deprimiert? Ich konnte einfach nur nicht schlafen.

Die Hypnose bestand darin, dass ich die Augen schloss, während er zu mir sprach. Auch dabei konnte ich mich nicht fallen lassen, ich hatte immer noch diesen Blick von außen auf mich selbst. Doch es funktionierte etwas besser als die Acem-Meditation. Ich verließ die psychiatrische Praxis stets mit dem verwirrenden Gefühl, dass ich einen Moment lang eingeschlafen war oder gedöst hatte. Der Psychiater interessierte sich für meine Träume, und auch wenn ich mit den Jahren immer weniger an Traumdeutung glaubte, konnte er doch das, was ich ihm von meinen Träumen erzählte, mit den Dingen aus meinem Leben in Zusammenhang setzen. Wenn ich ihm von einem Traum erzählte, in dem ich mich durch ein überflutetes Haus zu kämpfen versuchte, in dem Kuscheltiere, Lampenschirme und Schuhe an mir vorbeischwammen, sagte er: »Das Haus sind Sie. Das Wasser steht für das Unbewusste.«

Träume können aus jeder mentalen Aktivität während des Schlafes bestehen, doch die meisten verbinden die Traumaktivität mit den vielen Erlebnissen während der REM-Phase.[11] In dieser Schlafphase werden gewisse Bereiche des Gehirns äußerst aktiv: die Bereiche im hinteren Teil des Gehirns, die uns mentale Bilder sehen und selbst bilden lassen, der Bereich der Gehirnrinde, der Bewegung steuert, die Bereiche, die für autobiografische Erinnerungen zuständig sind, sowie alle Gefühlszentren, die dazu beitragen, Emotionen zu erzeugen und zu verarbeiten. Mit anderen Worten, all das, was man braucht, um gefühlsgeladene Actionfilme mit sich selbst in der Hauptrolle zu produzieren. Gleichzeitig werden die Bereiche, die die rationalen Gedanken steuern, deaktiviert. Solange ich noch ein bewusstes Verhältnis zu den Träumen hatte, betrachtete ich sie als lose Verbindungsstücke zu den Eindrücken des Tages. Ich gehe durch den Tag, und das, was mir da passiert, wird, wenn ich dann in der Nacht schlafe, in meinen Träumen verarbeitet. Träume sind Filme, die man aus dem zusammensetzt, was am Ende des Tages im mentalen Schneideraum auf dem Boden liegen geblieben ist, dachte ich. Freud nannte das den *Rest des Tages*.

Doch das stimmt nicht ganz. Studien zufolge, in denen die Teilnehmer detailliert alles, was sie im Laufe des Tages unternommen und während der Nacht geträumt hatten, niederschrieben, haben gezeigt, dass lediglich 1–2 % des Traumerlebens Wiederholungen von tatsächlichen Ereignissen waren. Wenn man jedoch die Emotionen – wie Wut, Trauer, Freude – betrachtet, die man im Laufe des Tages durchlebt, stellt sich heraus, dass 35–55 % dieser emotionalen Erlebnisse in den Träumen wiederauftauchen.[12] Träume rekonstruieren keine Erlebnisse, sondern die Emotionen, die in uns im Augenblick des Geschehens aufkommen.

Emotionen sind für Traumforscher ebenfalls ein zentrales Stichwort, wenn es um die Suche nach der Funktion der Träume geht. Der britische Traumforscher Matthew Walker meint, dass Träume uns dabei helfen, die starken Gefühle, die wir im Laufe des Tages gehabt haben, zu verarbeiten und uns mit ihnen auseinanderzusetzen, unter anderem, um uns später zu ermöglichen, zu Ereignissen in der Vergangenheit zurückkehren zu können, ohne uns zu den damit verbundenen starken Gefühlen verhalten zu müssen. Wir müssen in der Lage sein, uns zu erinnern, ohne von den ehemaligen Gefühlen überwältigt zu werden. Heute kann ich zum Beispiel an eine Prügelei in der siebten Klasse zurückdenken, ohne noch einmal durch die Angst, Erniedrigung und Wut hindurchzumüssen, die ich damals erlebt habe. Das, so Walker, verdanke ich den Träumen. Und das ist auch das, was Menschen mit einer posttraumatischen Belastungsstörung (PTSD) nicht gelingt. Sie sind nicht in der Lage, die starken und unangenehmen Gefühle, die sie einmal erlebt haben, zu bearbeiten, abzudämpfen oder loszuwerden. Das liegt zum Teil an den Schlafstörungen, unter denen PTSD-Patienten normalerweise leiden. Walker meint, das liege an den unnormal hohen Mengen an Noradrenalin, die den gesunden Nachtschlaf verhinderten. So gerät man in einen Teufelskreis: Der psychische Stress verhindert den Schlaf, der wiederum den psychischen Stress bearbeiten und vielleicht abbauen könnte. Walker nennt das einen *Kratzer in der Schallplatte*, an dem die Nadel zum Abspielen hängen bleibt, denn die Patienten durchlaufen Nacht für Nacht denselben Albtraum, ohne dass es ihnen danach besser gehen würde. In klinischen Versuchen[13] wurde das Noradrenalin-Niveau mithilfe von Medikamenten reduziert. Danach kam es zu einem gesunderen REM-Schlaf und die Albträume wurden weniger.

Walker fand auch noch einen anderen Vorteil des Traumschlafes: In ihm wird unsere Fähigkeit, Gefühle zu interpretieren, aufs Feinste justiert.[14] Walker zeigte den Versuchsteilnehmern, die geschlafen hatten, und denen, die nicht geschlafen hatten, Bilder von Gesichtern mit verschiedenen emotionalen Ausdrücken und entdeckte einen deutlichen Unterschied: Diejenigen, die keine REM-Phase durchlaufen hatten, konnten die verschiedenen Gefühlsausdrücke nicht voneinander unterscheiden. Der Traumschlaf – nicht die Träume an sich – hilft uns, unsere eigene Veranlagung, die Gefühle anderer Menschen zu sehen, zu lesen und zu verstehen, genauer zu justieren. Ist es diese grundlegende Fähigkeit, nämlich Mensch unter Menschen zu sein, die der lange, zusammenhängende Schlaf mit sich brachte, die uns im Laufe der Evolution von den anderen Arten entfernt hat?

Die Traumdeutungen in der kleinen psychiatrischen Praxis in Sandvika verbesserten meinen Nachtschlaf nicht, und nach einem halben Jahr musste ich die Behandlung abbrechen, was ein schmerzhafter Prozess war. Der Psychiater war wirklich verletzt und überrascht, als ich ihm sagte, dass wir zum Schluss gekommen seien. Ich benutzte die Psychiater-Patienten-Version von *An Ihnen liegt es nicht, sondern an mir* und schob alles auf den langen Anfahrtsweg.

Dann wendete ich mich an einen Psychotherapeuten für kognitive Therapie, der sich auf Schlafstörungen spezialisiert hatte. Als ich anrief und meine Situation beschrieb, unterbrach er mich mitten in der Beschreibung meines Elends. »You've come to the right place!«, sagte er und ich erinnere mich, dass ich noch nicht einmal reagierte, als er plötzlich in eine Mischung aus Bergenser Dialekt und Englisch überging. Mir kamen die Tränen, Jubel blubberte in meiner Brust: Ich war an der richtigen Stelle! Bald würde ich kuriert sein!

Die kognitive Therapie erwies sich als kostspielig, ich bekam keine Überweisung vom Hausarzt – ich war ja auch an einem Punkt angelangt, an dem ich mich nicht mehr traute, um Überweisungen für weitere Behandlungsangebote zu bitten. Und damit wurden auch die Kosten nicht mehr übernommen, wie damals beim Psychiater. Ich war jedoch so überzeugt, das Richtige zu tun, dass mich das Geld überhaupt nicht interessierte.

Die erste Sitzung begann damit, dass der Therapeut mein Wachsein in den Nächten als positiv wertete.

»Denken Sie einmal an all die Stunden, die Ihnen zur Verfügung stehen! Sie sind ja Autor, Sie können Bücher schreiben, wenn wir anderen schlafen müssen!«

Dann gab er mir einen Notizblock und einen Stift.

»Ich möchte, dass Sie nach Hause gehen und sich eine Liste der Dinge machen, die nicht gut sind, wenn man nicht schlafen kann. Dann aber auch noch eine über die Dinge, die gut sind, wenn man nicht schlafen kann. Und dann hätte ich gern, dass Sie notieren, wie Sie schlafen.«

»Wie ich schlafe?«, fragte ich. »Aber ich schlafe doch nicht, deshalb bin ich ja hier.«

»Dann schreiben Sie das eben auf. Und: Wann Sie sich hinlegen und wann Sie aufstehen. Und dann möchte ich, dass Sie notieren, wie Ihre Tage sind. Geben Sie ihnen eine Punktzahl – von 1 als niedrigste Punktzahl bis 6 als höchste!«

Der Therapeut war ein dünner, hoch aufgeschossener Mann mit Brille. Er saß entspannt auf seinem Stuhl mir gegenüber, hatte die Beine übereinandergeschlagen und wippte mit dem einen Fuß. Alles an ihm schien in Balance, voller Energie. Was wusste der schon davon, wie es ist, nicht schlafen zu können?

Ich ging nach Hause und machte meine Hausaufgaben, nicht, weil ich von der Methode überzeugt war, sondern weil es, würde ich sie nicht machen, bedeutet hätte, das Geld aus dem Fenster geworfen zu haben. Nach zwei Sitzungen brach ich das Ganze ab.

Jede neue Herangehensweise, jede neue Methode, jeder neue Mensch, der sich meiner Schlafstörungen annahm, setzte in mir dieselbe Bewegung in Gang: erst wilde Hoffnung, danach die Enttäuschung.

Als ich schließlich davon überzeugt war, alle Methoden erfolglos ausprobiert zu haben, zogen Line und ich von der Stadt in ein altes Haus – ohne Innenklo und fließend Wasser – in die Nordmarka, dem großen Waldgebiet nördlich von Oslo. Bis zum nächsten Laden war es eine halbe Stunde mit dem Auto. Auch wenn die Hoffnung darauf, dort Schlaf zu finden, nicht der einzige Grund für den Umzug war, war sie doch ein Teil der mentalen Rechnung, die man sich macht, wenn man wieder einmal die Adresse ändert. Dort draußen im Wald war es still, dort gab es nichts, außer Hunde, Motorsägen und eben Wald.

Ich schlief weiterhin schlecht, das war ja klar. Und ich gab auf, zum einem, weil ich nicht mehr wusste, was ich noch anstellen sollte, um schlafen zu können, und zum anderen, weil ich begonnen hatte, zu akzeptieren, dass meine Schlafstörungen wohl bleiben würden. Die Suche war zu Ende. Nach vier Jahren zogen wir aus dem Wald wieder in die Stadt.

Und zwei Jahre danach bin ich wieder einmal auf der Suche nach Heilung.

2

Ich nehme gegen zehn Uhr abends drei Tabletten *Valerina* und schaue noch bis spät um eins in der Nacht fern. Dann lege ich mich ins Bett, schlafe ein und wache eine halbe Stunde später wieder auf. Es ist fast drei Uhr nachts, als ich wieder aufs Sofa wechsele und mir den Film zu Ende anschaue, den ich zuvor ausgemacht hatte. Und dann fällt mir ein, dass wir am nächsten Tag zum Abendessen eingeladen sind.

Kann ich deshalb jetzt nicht schlafen?

Daran muss ich immer zuerst denken, wenn ich etwas ausmache, bei dem etwas Zwischenmenschliches von mir verlangt wird, wie zum Beispiel aufmerksam, charmant oder interessant zu sein. Was, wenn ich in der Nacht davor nicht schlafen kann?

Mit Sicherheit werde ich davor nicht schlafen können und dann wie ein Schatten meiner selbst dahocken. Und meine Freunde, die mich als redegewandt und lustig kennen, werden mich dann als träge und verschlossen erleben. Und was noch schlimmer ist: Wildfremde Leute werden dann denken, der Zombie da, das sei ich. Diese Angst, sozial nicht mithalten zu können, es nicht allen, denen ich begegne, recht machen zu können – seien es nun alte Freunde oder Leute, die ich zum ersten Mal treffe – habe ich schon mein Leben lang. Das ist einer der schlimmsten Aspekte der Schlaflosigkeit: die Belastung, sich an andere anpassen zu müssen. Ich kann mich nicht daran erinnern, wann ich das letzte Mal ausgeruht zu einer Party oder einem Abend mit Freunden gegangen bin. Sage ich ab, hasse ich meine Schwäche und mich selbst noch dazu. In der Regel gehe ich doch hin. Zuerst eine *Paracetamol* oder ein Shot – dann kann ich mich fast immer so weit zusammenreißen, dass niemand etwas merkt. Jedenfalls für ein paar Stunden.

Manchmal, so wie jetzt, habe ich vergessen, dass ich am nächsten Tag etwas Wichtiges vorhabe. Erst spät in der Nacht begreife ich, warum ich immer noch wach liege – ich will ja morgen zu dieser Party, *deshalb* also bin ich hellwach. Ich kann Sachen vergessen, aber der schlaflose Teil von mir erinnert sich.

Als es dämmert, schlafe ich ein, wache jedoch kurz darauf von den ersten Geräuschen unseres Sohnes wieder auf. Ich gehe in sein Zimmer, wir gehen zusammen nach oben und ich schalte den Fernseher an. Ich muss die Windeln wechseln und er hat Hunger. Morgens ist es immer am schlimmsten, besonders an den Wochenenden. Der Tag liegt vor mir wie etwas Unerträgliches, durch das ich durchmuss und das kein Ende nehmen will. Wir wollen zusammen den Tag verbringen und ich kann nicht viel geben.

Line steht gegen neun auf und ich kann wieder ins Schlafzimmer und noch mal versuchen, etwas zu schlafen. Ich lege mich ins Bett und höre das *White Album*, das lang genug ist, sollte ich doch noch einmal einschlafen. Das Bett ist frisch bezogen, die Bettdecke kalt und luftig, das Schlafzimmer still und angenehm kühl. Dieses Gefühl: sich in sein eigenes Bett zu legen, auf die eigene Matratze, die weich und gleichzeitig hart genug ist, die Dunkelheit, die einen umschließt, das Gewicht der Bettdecke auf der Haut, die nackten Füße, die sich glücklich aneinanderreiben, das Kopfkissen um die Ohren gepackt, die Wärme, die sich in einem ausbreitet, und die Augen, die unweigerlich zufallen ...

Dieses Gefühl will sich nicht einstellen. Stattdessen stößt mich das Bett von sich, so wie der Körper ein frisch implantiertes Organ abstößt. Es fühlt sich an, als ob ich mich in eine Veranstaltung geschlichen habe, zu der ich keine Einladung hatte. Ich drehe mich auf die Seite. *You know I can't sleep, I can't stop my brain*, singt John Lennon. Ich ziehe die Füße ein. Ich leg mir das Kopfkissen zurecht. Ich drehe mich wieder auf den Rücken. *I'll give you everything I've got for a little peace of mind.*

Nein.

Das geht nicht.

»Konntest du ein bisschen schlafen?«, fragt Line, als ich eine Dreiviertelstunde später wieder aus dem Schlafzimmer in der unteren Etage nach oben komme.

»Ein bisschen«, sage ich lächelnd.

Ich mache mir einen Kaffee. Anscheinend hat die Insomnie meine Liebe zum Kaffee noch vergrößert, und das, obwohl ich doch eigentlich besonders vorsichtig sein müsste, was die Dosis und den Zeitpunkt für die Koffeineinnahme betrifft. Hinzu kommt, dass ich meinen Kaffeeverbrauch Line gegenüber ständig verteidigen muss. Sie meint, wenn ich denn wirklich besser schlafen möchte, wäre der Verzicht auf Kaffee ein kleiner Preis. Da hat sie natürlich recht. Trotzdem trinke ich weiter Kaffee. Für sie muss es frustrierend sein, sich zu einem Mann verhalten zu müssen, der sich mit der einen Hand die Tränen aus dem Gesicht wischt, weil er nachts nicht schlafen kann, während er mit der anderen eine große Tasse extra starken Kaffee hält. Line bezahlt einen beachtlichen Teil des Preises für meine Schlaflosigkeit. Ich muss einfach auf sie hören! Deshalb habe ich auch periodenweise keinen Kaffee getrunken. Eine Woche, zwei Wochen, drei Wochen ganz ohne Kaffee, ohne dass ich einen größeren Unterschied bezüglich meiner Schlafstörungen spüren konnte. Und dann habe ich eben langsam, aber sicher wieder angefangen, Kaffee zu trinken.

Ich trinke die erste Tasse und mache mir dann noch eine. Ich tue mir selber leid und außerdem muss ich mich ja bis zu der Party heute Abend wach halten – nicht um meiner selbst willen, sondern wegen Line, denke ich selbstgerecht und mahle die Kaffeebohnen in der Kaffeemühle, die so laut ist, dass alle im Haus hören können, was ich gerade tue. Nach ein paar Minuten gluckert es aus der Kaffeekanne und der Dampf steigt auf. Nach der zweiten Dosis Koffein beginnt mein Herz zu rasen. Koffein ist ein belebender und stimulierender Stoff. Er ähnelt Adenosin, dem Stoff, der uns müder macht, je länger wir uns wach halten. Das Koffein gelangt in dieselben Rezeptoren des Gehirns und blockt das Adenosin, sodass dieses keine Wirkung mehr hat.[15] So können wir vermeiden, uns müde zu fühlen.

Sieben von zehn Norwegern trinken täglich Kaffee, im Durchschnitt trinken wir 3,7 Tassen Kaffee pro Tag. Der Kaffeeverbrauch hält sich auf demselben Niveau, heute trinken wir in Norwegen ungefähr genauso viel Kaffee wie vor zwanzig Jahren.[16] Die große Frage, die sich in Bezug auf Kaffee und Schlaf stellt, ist natürlich: Ab welcher Uhrzeit sollte man keinen Kaffee mehr trinken, um nachts schlafen zu können?

Dass einen tagsüber eingenommenes Koffein nachts wach hält, ist keine wilde Behauptung. Den Nachmittagskaffee ausfallen zu lassen kann faktisch bedeuten, besser zu schlafen. Ein normaler Kaffee enthält circa 120 mg Koffein. Ist man an viel Kaffee gewöhnt, braucht man mehr, um munter zu werden. Solange man eine gewisse Menge Koffein intus hat, merkt man die Veränderungen. Das Koffeinniveau ist circa eine halbe Stunde nach dem Genuss am höchsten. Wenn sich das Koffein in der Leber abbaut, wird es in drei Stoffe getrennt, die allesamt eine belebende Wirkung haben. Und dann hat Koffein auch noch eine harntreibende Wirkung. Das Koffein ist noch lange, nachdem dessen spürbare Wirkung abgenommen hat, im Körper. Die durchschnittliche Halbwertszeit für Koffein – also die Zeit, die erforderlich ist, um die Dosis zu halbieren – beläuft sich auf fünf Stunden. Meine beiden starken Tassen Kaffee, die zusammen circa 250 mg Koffein enthalten und die ich gegen 12 Uhr getrunken habe, sind um 17 Uhr zu 125 mg Koffein geworden. Um 22 Uhr sind es noch circa 60 mg. Irgendwann später dann – und lange bevor ich nach Hause und ins Bett gehe – wird die Dosis so gering sein, dass das Koffein keine anregende Wirkung mehr hat.

Während des Abendessens sitze ich neben einem Paar, das ich noch nicht kenne. Der Mann erzählt, dass er Wirtschaftsbosse zur Schneehuhn- und Rotwildjagd mit in die norwegischen Berge nimmt. Er macht irgendetwas mit Entwicklungsarbeit. Ich merke, ich bin erleichtert, endlich hier zu sein, endlich wieder in Gang zu kommen. Das geht besser als erwartet und in ein paar Stunden ist es ja vorbei.

Dann bin ich dran. Ich erzähle, dass ich Reden schreibe und als Autor arbeite.

»Worüber schreiben Sie?«, fragt die Frau.

»Im Moment überlege ich, ob ich nicht etwas über meine Schlaflosigkeit schreiben sollte. Ich leide seit vielen Jahren unter Insomnie.«

Wo kam das denn auf einmal her? Und warum gerade jetzt? Hat es etwas damit zu tun, dass meine Tage so angefüllt sind mit der Suche nach einer Lösung, dass es zu viel wird? Normalerweise stelle ich mich auf einer Party nicht als Insomniker vor: *Hallo! Ich heiße Anders und kann nicht schlafen!*

»Das ist ja interessant!«, sagt sie. »Ich schlafe auch schlecht.«

»Wirklich?« Ich bin verwirrt und gleichzeitig Feuer und Flamme: Nicht nur, weil ich jemand anderen mit Schlafstörungen getroffen habe, sondern weil ich meine eigenen erwähnt habe.

»Ich wache immer morgens um sieben auf, auch am Wochenende. Dann trinke ich etwas Milch und schlafe wieder ein«, sagt sie.

»Sie sollten jagen gehen! Hinterher schlafen Sie garantiert«, sagt er.

Bald reden alle am Tisch über Schlafstörungen. Keine Ahnung warum, aber vielleicht weil sie sich verpflichtet fühlen, sich meine Leidensgeschichte anzuhören, oder aber weil sie von sich denken, sie seien Experten, was ihren eigenen Nachtschlaf betrifft. Der Gastgeber berichtet von einer miesen Nacht von vor zwei Wochen. Jemand anders erzählt von seinem Sohn, der den Tag zur Nacht gemacht hat, den ganzen Tag nur schläft und nachts immer auf ist. Wieder ein anderer meint, ich müsse Akupunktur machen, das würde helfen. Und einer weiß um einen amerikanischen Kräutertee und will mir einen Link für die Online-Bestellung schicken.

»Sie dürfen kein Mehl und keinen Zucker mehr essen«, sagt die Gastgeberin.

»Haben Sie sich von einem Facharzt untersuchen lassen?«

»Welche Farbe haben Ihre Schlafzimmerwände? Hoffentlich nicht Gelb.«

»Sie können gern mal mein Wochenendhaus haben, da schläft man immer wunderbar.«

»Masturbieren!«, flüstert mir die Frau neben mir am Tisch ins Ohr. »Danach schläft man wie ein Murmeltier!«

Auf dem Weg nach Hause, so gegen 2 Uhr nachts, schlucke ich die drei *Valerina*-Tabletten, die ich vorher in meine Tasche gesteckt hatte. Ich gehe ins Bett und schlafe gleich ein, entweder wegen des Weins oder der Tabletten, was mir aber egal ist, Hauptsache ich kann einschlafen. Als ich dann gegen 4 wieder aufwache, geht die Grübelei los: Liegt es am Wein, dass ich wieder aufgewacht bin, entledigt sich das System gerade des Alkohols? Habe ich genug Tabletten genommen? Und wie war das noch mal mit dem Kaffee? Wie viel habe ich eigentlich getrunken und wie lange ist das noch mal her? Ich liege da und denke an all die Tipps, die man mir am Tisch gegeben hat. Auch Familie und Freunde geben mir normalerweise Ratschläge, wenn ich wieder wegen meiner Schlafstörungen jammere. Mir ist aufgefallen, dass diese Ratschläge oft mehr über die Leute selbst sagen, als dass sie *mir* helfen würden. Alle sind immer gut gemeint, aber nicht wissenschaftlich begründet, sondern basieren auf dem, was für den Einzelnen funktioniert. Trotzdem werde ich sie mir merken und – wenn die Verzweiflung zu groß wird – auch einige ausprobieren. Wer weiß, vielleicht wird meine Schlaflosigkeit kuriert, wenn ich auf einer Jagdhütte im Bett liege, Milch trinke und mir einen runterhole?

Alles erscheint irgendwie vernünftig, wenn man nur ein ausreichend großes Schlafdefizit hat.

3

Montag. Wieder nur Rechnungen im Briefkasten. Ich warte immer noch auf einen Brief vom Osloer Ullevål-Krankenhaus, die Überweisung dorthin ist schon vor über einem Monat rausgegangen. Ich schreibe meinem Hausarzt über das Kontaktformular seiner Webseite eine Nachricht. Der Benachrichtigungsbrief, der schon lange bei mir eingetroffen sein sollte, ist immer noch nicht da. Was ist los? Am Dienstag melde ich mich für einen Yogakurs für besseren Schlaf an und mache einen Termin für Akupunktur aus, der Schlafstörungen behandeln soll. Ich googele auch Stichwörter wie *Schlaf* und *Chiropraktik*, finde aber kein Behandlungsangebot, sondern nur theoretische Ausführungen. Am Mittwoch kaufe ich mir zwei neue Bücher über Schlaf: Arianna Huffingtons *Die Schlaf-Revolution* und Shawn Stevensons *Jeder Mensch kann schlafen lernen*. Bisher habe ich vorrangig Bücher von norwegischen Ärzten und Psychologen gelesen. Es ist erstaunlich, wie wenig man im Grunde weiß und wie neu das Wissen auf diesem Gebiet zu sein scheint. Und es ist auch enttäuschend zu sehen, wie marginal das Thema Insomnie in sämtlichen Büchern über den Schlaf und Schlafstörungen behandelt wird. Oft wird diese, das heißt meine, Schlafstörung neben all den anderen Schlafstörungen auf ein paar Seiten in einem Unterkapitel abgearbeitet. So auch in Arianna Huffingtons Buch, das ich weglegen muss, bevor ich noch bis zur Hälfte gekommen bin. In mir steigt einfach nur Wut auf. Ihre Annäherung an das Thema sieht wie folgt aus: Als bisher erfolgreiche Geschäftsfrau hat sie in ihrem Leben einen Preis bezahlen müssen, sie hat sich den Schlaf versagt, um ihren Traum zu verwirklichen. Vor einigen Jahren nun hatte sie, als Folge des Schlafmangels, eine Krise und jetzt hat sie ein neues und besseres Leben mit mehr Schlaf. Wir befinden uns alle mitten in einer Schlafkrise, so Huffington. Zugunsten des Jobs und der Karriere wenig zu schlafen ist lebensgefährlich. Das, was mich an dem Buch am meisten provoziert, ist, wie Huffington das Problem illustriert: Eine Anekdote nach der anderen über erfolgreiche und in der Regel prominente Leute, die alle anscheinend Freunde der Autorin sind, da sie sie nur beim Vornamen nennt: Brad, Jennifer und Kate, die nicht genug schlafen, weil sie damit beschäftigt sind, gut in ihrem Job und berühmt zu sein.

Das zweite Buch wirkt mit seinen *21 einfachen Ratschlägen für einen besseren Schlaf* etwas empathischer. Ungeduldig blättere ich mich durch Vorwort und Einleitung, bis ich zu einem der ersten Tipps komme: »Beginnen Sie damit, an den Schlaf als eine Form von Genuss zu denken – wie eine schöne Nachspeise, eine entspannende Massage, eine heiße Verabredung mit einem besonderen Menschen oder etwas anderes, auf das Sie sich wirklich freuen. *Ich habe heute Abend eine heiße Verabredung mit meinem Schlaf und wir machen es uns richtig schön!* Hören Sie auf, sich zu stressen, wenn es um den Schlaf geht, und erlauben Sie es sich, ihn zu genießen. Sie arbeiten schon hart genug im Alltag – gönnen Sie sich ein wenig traumhaften Schlaf. Das haben Sie sich verdient!«

Mein Gott!

Ich lese die Liste der 21 Ratschläge und einige von ihnen sind wohl vernünftig, wie: tagsüber mehr Sonnenlicht zu tanken, früh aufzustehen und vor dem Schlafengehen Bildschirmlicht zu vermeiden. Andere Ratschläge sind eher vage und viel zu allgemein, wie: »die guten Aspekte des Orgasmus zu genießen«, »sich für den guten Schlaf eine Oase zu erschaffen«, »verstehen, wie wertvoll Ihr Schlaf ist«. Einige der Ratschläge sind für mich unverständlich, so wie dieser: »Erden Sie sich!«

»Machen Sie es sich zur Gewohnheit«, schreibt Stevenson, »und gönnen Sie den bloßen Füßen etwas Qualitätszeit mit Erdkontakt: Das bedeutet mit leitenden Oberflächen wie Erde, Gras, Sand (am Strand) und sogar mit beweglichem Wasser wie im Meer.«

Können Sie nicht schlafen? Dann heißt es aufstehen und auf beiden Beinen stehen!

Ich blättere das Buch durch und suche Informationen zum Autor, finde jedoch keine. Wer ist dieser Mensch, der mir beibringen will, wie man besser schläft? Wer ist Shawn Stevenson? Eine Frau? Ein Mann? Und was weiß er beziehungsweise sie über das Nicht-Schlafen-Können? Ich habe das gleiche Gefühl wie bei Huffingtons

Buch, dass es von Leuten geschrieben ist und sich an Leute richtet, die schlafen *können*, wenn sie es denn nur wollen. Das Buch versucht die Leser davon zu überzeugen, dass Schlaf wichtig ist. Mich muss man davon nicht überzeugen, ich *weiß*, dass Schlafmangel gefährlich ist. Ich würde alles tun, nur um jede Nacht acht Stunden schlafen zu können. Es tut regelrecht weh, über die Gesundheitsrisiken von Schlafmangel zu lesen, und das in einem Buch, das sich an Leute richtet, deren Schlaf lediglich davon abhängt, ob sie schlafen wollen oder nicht. Beide Bücher berücksichtigen überhaupt nicht, dass es Menschen gibt, die nicht schlafen *können*. Die Botschaft in beiden Büchern ist: Der Schlaf ist da irgendwo und wartet nur – man muss sich lediglich etwas davon nehmen. Weil ich es mir wert bin! Jetzt verstehe ich auch, wie es Magersüchtigen gehen muss, die Ernährungstipps lesen. *Es gibt ja so viel gutes und nahrhaftes Essen. Reißen Sie sich zusammen und essen Sie!*

Ich lege die Bücher beiseite. In den kommenden Nächten erhöhe ich die Dosis *Valerina* auf vier, fünf Tabletten, merke aber überhaupt nichts. Also lasse ich es sein, ich habe keine Lust mehr, sie noch zwei weitere Wochen zu nehmen, um den *optimalen Effekt* zu spüren, wie die Packungsbeilage verspricht. In den darauffolgenden Nächten verspüre ich keine Unterschiede; ich schlafe weiterhin schlecht.

4

Vorurteile gegenüber Yoga, die im Laufe des Kurses *Yoga für einen besseren Schlaf* bestätigt werden:

Ich bin der einzige männliche Kursteilnehmer.

Man gibt uns Kräutertee zu trinken.

Es gibt wilde, nicht wissenschaftlich belegte Behauptungen darüber, was im Gehirn und im Körper abläuft.

Ich dachte, Yoga bedeutete lediglich ein Körper und eine Yogamatte, aber Yogis sind – wie alle anderen – auf Ausrüstung fixiert: Jeder Teilnehmer bekommt zwei Yogamatten, eine Decke, zwei große Yogabolster, zwei Yogablöcke, zwei kleinere Kissen, einen Beutel, den man auf den Körper legt, und ein kleines Yogakissen für die Augen. Die Kursleiterin, eine kleine, drahtige Dame, empfiehlt verschiedene Schlaf-Apps und gibt Ratschläge, wie man Kopfhörer im Bett benutzen kann, ohne sich zu sehr in die Kabel zu verwickeln. Der Kurs beginnt an einem Freitagabend um halb sieben und dauert drei Stunden, was bedeutet, dass ich von zu Hause losmuss, kurz bevor Line die Kinder ins Bett bringt. Bisher habe ich tagsüber versucht, etwas zu finden, was mir gegen meine Schlaflosigkeit hilft, und das war meistens nach einer Dreiviertelstunde erledigt. Jetzt mache ich einen dreistündigen Kurs an einem Freitagabend. Was kommt als Nächstes? Ein Wochenendseminar in einem Luxushotel in den Bergen? Ich bemühe mich, mich weniger zu stressen, bin aber noch nie so gestresst gewesen wie gerade jetzt. Bisher hatte Line immer Geduld mit mir, aber ich merke, dass sie bald nicht mehr kann.

Meine Freundin Liv hatte mir von dem Kurs erzählt. Sie hatte ihn vor zehn Jahren gemacht, als sie mit ihrem zweiten Kind schwanger war und nicht schlafen konnte. Jetzt schläft sie wieder schlecht, sagt sie, wacht mitten in der Nacht auf und grübelt. Sie kommt mit in den Kurs und ich bin froh, nicht allein hinzumüssen, denn ich habe eine E-Mail mit wenig freundlichen Ermahnungen bekommen, die kurz gesagt davon handeln, pünktlich zu sein, geräuschlos hereinzukommen und nicht zu muffeln beziehungsweise keinen Duft zu tragen. Und dann noch die Panik, als ich sehe, dass ich der einzige Mann dort bin. Der Schreck wird nur noch größer, als die Kursleiterin uns bittet, uns auf den Matten auszustrecken und zu entspannen, und sie eine Decke über mich legt, das heißt nur über mich, *nicht über die anderen.* Diese

Spezialbehandlung hilft mir nicht, zu entspannen. Zum Glück liegt Liv auf der Matte neben mir. Wir können gerade noch miteinander flüstern, so gedämpft ist die Stimmung im Raum.

»Was machen wir denn, wenn wir lachen müssen?«, fragt Liv.

Dann liegen wir da, mit Kissen unter Nacken und Knöcheln. Das Licht ist gedimmt, die ruhige Musik ganz leise, die Stimme der Kursleiterin weich und beruhigend und ich merke, wie angenehm es ist, so dazuliegen. Yoga handelt – trotz all der Ausrüstung und der komplizierten Philosophie – im Grunde genommen davon, eine bequeme Stellung zu finden.

Man gibt uns eine lange Einführung dazu, wie man in der Philosophie des Yoga, auch *Ayurveda* genannt, den Schlaf betrachtet. Es gibt drei verschiedene Typen von Schlafmustern: Vata, Pitta und Kapha. Einige der Ratschläge scheinen vernünftig, zum Beispiel: Man sitzt den ganzen Tag lang zusammengekrümmt vor einem Computerschirm – in einer Stellung, die Stress und Angst signalisiert. Deshalb ist es wichtig, sich aufzurichten und sich zu strecken, um den Körper und den Geist auszubalancieren. Okay, denke ich da. So sitze ich ja den ganzen lieben langen Tag da, wenn ich arbeite. Ich habe eine ziemlich gekrümmte Körperhaltung entwickelt. Und die Schlafstörungen setzten ein, als ich nach dem Studium zu arbeiten begann. Das sollte ich auf jeden Fall einmal durchdenken. Sich zwischendurch einmal aufzurichten und zu strecken schadet auch nicht.

Als die Kursleiterin aber anfängt, über Tag-Nacht-Rhythmen zu reden, und Behauptungen aufstellt, komme ich nicht mehr mit. Wie etwa die, dass der Körper nachts um drei von der Leberkraft in die Lungenkraft wechselt. Da beginnt die Lungenzeit, sagt sie. Oder so was wie dass die Epiphyse, der Bereich des Gehirns, der Melatonin freigibt, durch Meditation wächst – und dass man bei Menschen, die im Laufe ihres Lebens viel meditiert haben, *riesige* Epiphysen gefunden hätte. Mit Daumen und Zeigefinger macht sie einen Kreis. Zum Schluss diskutieren die Kursleiterin und eine Teilnehmerin, inwiefern Tageslicht durch Brillengläser und Kontaktlinsen dringt und ob Menschen, die von optischen Hilfsmitteln abhängig sind, zu einem Leben ohne Tag-Nacht-Rhythmus verdammt sind.

Ich glaube nicht, dass einige Millimeter Glas den grundlegenden Rhythmus aller Lebewesen auf dieser Erde stören können.

Eine Gruppe von Gehirnzellen, der *Nucleus suprachiasmaticus*, ist der Schrittmacher der inneren Uhr der Menschen und aller anderen lebenden Wesen.[17] Die innere Uhr des Menschen ist nicht so genau eingestellt, wie man meinen sollte. Sie umfasst circa 24 Stunden und 15 Minuten am Tag, das heißt, wir müssen jeden Tag eine Viertelstunde ausgleichen. Das ist ein Grund, warum es leichter ist, gen Westen als gen Osten zu fliegen. Der Jetlag ist dann nicht so schlimm, denn der Körper ist bereits auf etwas mehr Zeit eingestellt.

Um uns wieder zu justieren, brauchen wir die äußere Uhr, die Sonne, oder deren Stellvertreter: elektrisches Licht. Wenn Licht auf das Auge trifft, werden Signale an den Nucleus suprachiasmaticus weitergegeben, der dann für die Aktivierung der Bereiche des Gehirns sorgt, die uns wecken, und der auch die Bereiche deaktiviert, die uns müde werden lassen. Unsere gut ausgeleuchteten, weiß gekachelten Badezimmer sind vielleicht für die letzten Sachen, die wir vor dem Zubettgehen so machen, nützlich, sie schaden aber auch dem Schlaf, auf den wir uns vorbereiten. Deshalb sollte man auch vermeiden, das Badezimmerlicht anzuknipsen, wenn man nachts auf die Toilette muss. Das Licht lässt das Gehirn glauben, es sei schon wieder Tag.

Wenn das Licht aus ist, wird dieser Prozess umgekehrt und die Prozesse, die uns müde werden lassen – wie etwa die Produktion von Melatonin –, werden in Gang gesetzt.[18] Melatonin wird von der Epiphyse aus, einer Drüse von der Größe eines Maiskorns, ins Blut gesendet und hat eine Botenfunktion: Es wird dunkel, bald wird geschlafen! Melatonin an sich ist nicht schlaffördernd, trägt aber dazu bei, die Prozesse in Gang zu setzen, die das Gehirn durchlaufen muss, damit der Körper schlafen kann. Die Melatoninproduktion kommt also vor dem faktischen Einschlafen zustande, und im Laufe der Nacht und bis zum Sonnenaufgang wird die Produktion abgebremst. Die Aufgabe ist erfüllt. Gen Abend beziehungsweise Nacht steigt das Niveau wieder an und das Melatonin kündigt wieder den Schlaf an.

Dass alle Lebewesen eine innere Uhr entwickelt haben, wurde erstmalig 1729 von dem französischen Chronobiologen Jean Jacques d'Ourtous de Mairan nachgewiesen, als er eine Pflanze, ein Heliotrop, in einen Raum mit einer über 24 Stunden konstanten Beleuchtung stellte. Er entdeckte, dass sich die Blütenblätter weiterhin öffneten und schlossen, so wie sie es auch taten, als sie noch dem Tageslicht und dem Dunkel der Nacht ausgesetzt waren.[19] Der Wechsel zwischen aktivem und inaktivem Zustand wurde weiter vollzogen, auch wenn man der Pflanze den – wie man annahm – Grund dazu, nämlich die Sonne, entzog. Fast dreihundert Jahre später, 2017, erhielten drei Amerikaner den Nobelpreis für Medizin für die Identifizierung eines Proteins in den Zellen der Fruchtfliege, das sich des Nachts vergrößerte und tagsüber verkleinerte. Sie hatten die innere Uhr, das Uhrwerk aller lebender Wesen gefunden, das durch den Lauf der Sonne vor Millionen, vielleicht Milliarden von Jahren unser Erbmaterial geprägt und nach dem sich das Leben ausgerichtet hat.

Alle lebenden Wesen müssen ausruhen, aber nicht alle folgen dem Lauf der Sonne. Es gibt Ausnahmen. In dunklen, unter der somalischen Wüste gelegenen Grotten gibt es einen blinden Fisch, der einen ungewöhnlich langen Tag-Nacht-Rhythmus hat – er umfasst

43 Stunden. Bienen haben eine Art soziale innere Uhr und können ihren eigenen Tag-Nacht-Rhythmus »ausknipsen«, um sich ununterbrochen um ihre Nachkommenschaft zu kümmern. Auch Zugvögel können ihren Tag-Nacht-Rhythmus verschieben und so über lange Perioden hinweg ohne Schlaf auskommen – mitunter über mehrere Wochen hinweg –, bis sie ihr Ziel erreicht haben. Tiere in den Polargebieten können nicht so einfach der Sonne folgen. Norwegische Wissenschaftler haben Rentiere auf Spitzbergen und in der nordnorwegischen Finnmark beobachtet und festgestellt, dass die Tiere die größte Zeit des Jahres keinem Tag-Nacht-Rhythmus folgen.[20]

Als Art sind wir Menschen in Bezug auf den Tag-Nacht-Rhythmus nicht homogen veranlagt. Dass es sogenannte *A-Menschen* und *B-Menschen* gibt, wie wir sie in Norwegen nennen, ist kein Mythos. In den deutschsprachigen Ländern spricht man von Frühaufstehern oder Lerchen beziehungsweise Langschläfern oder Eulen. Ungefähr 40% der Weltbevölkerung wacht mit dem Sonnenaufgang auf und funktioniert am besten am Vormittag. 30% schlafen in der Regel später ein und wachen später am Morgen auf. Weitere 30% liegen irgendwo dazwischen. Der Unterschied zwischen diesen drei Kategorien befindet sich im vorderen Stirnlappen des Gehirns und ist genetisch bedingt. Wenn ein sogenannter B-Mensch gezwungen wird, früh aufzustehen, ist der vordere Stirnlappen immer noch ausgeknipst und fängt erst im Verlaufe des Tages an, wirklich zu funktionieren.[21] Geht man von der Evolution und dem Naturzustand des Menschen aus, macht es Sinn, dass es beide Menschentypen gibt. Wenn man in unterschiedlichen Perioden schläft, heißt das, dass über einen größeren Zeitraum hinweg immer jemand aus der Gruppe wach ist, sodass die Gemeinschaft durch äußere Gefahren weniger geschwächt wird. In einer modernen und homogenen Gesellschaft, in der die meisten hinter verschlossenen Türen schlafen können, hat diese

Zweiteilung ihre Funktion verloren. Und die Gesellschaft hat sich entschieden: Die Gewinner sind die sogenannten A-Menschen oder Vata-Menschen, wenn wir bei der ayurvedischen Philosophie bleiben.

Wann man schläft und wann man aufwacht, hängt nicht nur vom uns innewohnenden Tag-Nacht-Rhythmus ab, sondern auch davon, wie lange wir auf gewesen sind. Das ist eine der fundamentalsten Schwächen des Menschen: Je länger man wach bleibt, desto müder wird man. Das nennt man Schlafdruck (beziehungsweise Schlafbereitschaft) und er wird durch den Stoff Adenosin erzeugt – das ist derselbe Stoff, dessen Ausschüttung das Koffein verhindert. Hat man gerade geschlafen, so hat man wenig Adenosin. Ist es schon lange her, dass man geschlafen hat, so hat man viel davon. Die Adenosin-Konzentration nimmt im Laufe des Tages zu, und wenn man nachts schläft, wird es abgebaut, damit wir uns auf einen neuen Tag vorbereiten können.

Zu diesen beiden Faktoren – Tag-Nacht-Rhythmus und Schlafdruck – und dem Zusammenspiel der beiden verhalten wir uns tagtäglich. Sieht man sich die grafischen Kurven der beiden Prozesse an, so liegen die des Tag-Nacht-Rhythmus und die des Schlafdrucks abends am weitesten voneinander entfernt. Dann wird man müde und will schlafen. Geht man dann nicht schlafen, beginnen sich die Kurven wieder einander zu nähern und man wird merken, wie man wieder munter wird. Der Schlafdruck ist immer noch da, denn man hat ja nicht geschlafen, doch der Tag-Nacht-Rhythmus läuft weiter, unabhängig davon, was man gerade macht. Morgens liegen die beiden Kurven übereinander und man wird wach. Am Nachmittag liegen sie wieder weit auseinander und man wird wieder müde.

Tut man etwas, was den natürlichen Verlauf der Kurven stört, wird es problematisch. Hat man sich einen dreistündigen

Mittagsschlaf gegönnt, fällt es einem nicht leicht, zur normalen Schlafenszeit einzuschlafen, egal, wie gut die innere Uhr ansonsten funktioniert. Das passiert, wenn man den sich aufbauenden Schlafdruck gestört hat. Wenn man bis spät in der Nacht auf gewesen ist, kann es schwierig werden, die notwendigen acht Stunden Schlaf zu bekommen. Statt am Morgen dann auszuschlafen, erleben die meisten, dass der Tag-Nacht-Rhythmus aufrechterhalten wird, man wacht früh am Morgen auf und kann nicht mehr einschlafen, auch wenn der Schlafdruck immer noch da ist.

Diese Kräfte, die unseren Schlaf steuern, sind das Ergebnis eines Rhythmus, der zur selben Zeit wie die Sterne und Planeten entstanden ist: Das Universum entstand vor 14 Milliarden Jahren. Unser Stern, die Sonne, entstand 10 Milliarden Jahre danach, gleichzeitig mit unserem Planeten. Die Erde rotiert um ihre eigene Achse, was dazu führt, dass das Licht jeden gegebenen Punkt der Erdoberfläche, ausgenommen die Polargebiete, trifft beziehungsweise von dort wieder verschwindet. Als vor circa 3,8 Milliarden Jahren Leben entstand, passte es sich diesen Lebensbedingungen an. Genauso wie lebende Organismen die Sauerstoffaufnahme im Blut in Abhängigkeit vom Sauerstoffgehalt der Atmosphäre optimieren, stehen die Ruhephasen der Organismen mit dem Lauf der Sonne im Zusammenhang. Es wird hell und es wird dunkel und es wird wieder hell. Der Schlaf findet seinen Platz dort, wo die Sonne nicht ist, in der Dunkelheit, in der Kälte, und wächst, wird länger, durchgehender und damit tiefer. Unsere Vorfahren kletterten auf Bäume und zogen sich in Grotten zurück, nicht nur, um sich vor Raubtieren und der Kälte und den Unbilden der Witterung zu schützen, sondern auch, um sich auszuruhen und zu schlafen. Seit Milliarden von Jahren erwacht das Leben mit der Sonne und geht mit ihr wieder zur Ruhe, der Tag-Nacht-Rhythmus läuft inzwischen von selbst ab. Er ist tief in unserem Erbmaterial verankert, in allem, was lebt – bis eines Tages ein Exemplar der zunehmend von sich selbst eingenommenen, widersprüchlichen Gattung Mensch mit den Beinen hoch gegen die Wand gelehnt und sich durch fünf Kissen abstützend in Norwegen auf einer Yogamatte liegt und denkt: *Warum kann ich nicht schlafen?*

JUNI. TAG UND NACHT.

Über Schlafmangel und was das mit Ratten und Philosophen macht. Über Liebeskummer und andere psychische Qualen und über einen Musiklehrer, der sterben musste, weil er nicht schlafen konnte.

1

Nacht zu Montag, dem 12. Juni: Um elf ins Bett. Licht aus um halb zwölf. Zwanzig Minuten lang wach gelegen und dann wieder aufgestanden. Dann irgendwann vor halb eins auf dem Sofa eingeschlafen und erst wieder um viertel vor sieben, gleichzeitig mit unserem Sohn, aufgewacht. Der Schlaf letzte Nacht: tief. Meine Tageskondition: sehr gut.

Ich führe jetzt eine Art Logbuch über meinen Schlaf, genauso wie damals vor vielen Jahren, als ich zu diesem sauteuren kognitiven Therapeuten ging und wie es auch der norwegische Schlafforscher Bjørn Bjorvatn in seinem Buch *Bedre søvn* (*Besserer Schlaf*) empfiehlt. »Viele, die unter Schlafstörungen leiden, werden sich eher bewusst, worin ihre Störung besteht, wenn sie ein Schlaftagebuch führen«[22], schreibt Bjorvatn. Doch wie bei allen Maßnahmen, die ich im Zusammenhang mit meinen Schlafstörungen ergreife, erscheint auch diese nach nur ein paar Stunden Schlaf überflüssig. Warum soll ich ein Schlaftagebuch führen, wenn ich nun doch wieder schlafen kann? Dasselbe gilt für die Akupunkturbehandlung, zu der ich mich angemeldet habe – die brauche ich jetzt ja nicht mehr. Und die Überweisung zum Facharzt im Ullevål-Krankenhaus, die mir mein Arzt gegeben hatte? Bezüglich dieser Schlafuntersuchungen habe ich seit zwei Monaten nichts gehört – vielleicht ist das jetzt auch schon egal?

Alle in der Familie haben an diesem Morgen genug geschlafen, alles läuft nach Routine. Ich setze die Kinder in den Fahrradanhänger und radele zehn nach halb acht durch die Torausfahrt. Ich liefere beide Kinder ab und bringe sie sogar noch zum Lachen, bevor wir uns verabschieden. Es ist noch nicht einmal acht Uhr und ich schließe schon das Fahrrad samt Fahrradanhänger vor der Handelshochschule an, gehe rein, kaufe mir einen Kaffee und setze mich mit dem Kaffee und meinen belegten Broten vor den Computer. Im Laufe von nur wenigen Minuten bin ich wieder ganz im Manuskript, an dem ich gerade arbeite. Eine Stunde später tauche ich wieder aus meiner Trance auf. Zwei Seiten Text sind geschafft, ich klappe meinen Computer zu und radele danach die hundert Meter zum Ministerium. Während ich durch die Sicherheitssperre gehe, kaue ich an einem belegten Brot, dann hole ich mir auf dem Weg zu meinem Büro noch einen Kaffee, schalte meinen Computer ein und lasse ihn hochfahren, während ich mich mental vorbereite. Wenn ich geschlafen habe, bin ich effektiv und sorge dafür, dass die wichtigsten Stabsfunktionen – Anziehen, Frühstück, Gang zur Toilette – erledigt sind, bevor ich mit der eigentlichen Arbeit beginne. Wenn ich etwas erledigen will, muss ich zunächst Prioritäten setzen. Es gibt Tage, an denen ich mir vor dem Mittagessen noch nicht einmal die Schuhe zugebunden habe.

Ich schreibe eine Rede zu Ende, an der ich am Tag zuvor gearbeitet habe, und schicke sie zur Qualitätssicherung an die Fachabteilung. Im Laufe des Vormittags kommen noch zwei neue Aufträge rein. Ich sage meinen Termin für die Akupunktur ab. Dann rufe ich Line an und wir vereinbaren, im Herbst nach Ålesund zu fahren, um meine Familie zu besuchen. Dann schicke ich meiner Mutter eine SMS.

Mittagspause. Zehn Minuten nach der verabredeten Zeit renne ich zum Bäcker am Fluss; Andreas sitzt schon dort mit seinem Kaffee und seinen Notizen. Ich entschuldige mich, hole mir einen

Kaffee und wir fangen an, unsere Ideen zu diskutieren. Andreas und ich haben einen täglichen Comic-Strip in der linken norwegischen Tageszeitung *Klassekampen.* Andreas hat eine Liste mit Ideen, ich habe keine. Ich hatte keine Zeit, etwas vorzubereiten, die meisten Ideen kommen mir, wenn wir zusammensitzen. Weil der Sommerurlaub näher rückt, müssen wir Comic-Strips für sechs Wochen abgeben, bevor wir uns freinehmen können.

»Kannst du die Ideen für achtzehn Strips bis morgen fertigmachen?«, fragt Andreas, bevor wir auseinandergehen.

»Reichen zwölf und der Rest kommt gleich hinterher?«

»Okay.«

Um vier hole ich die Kinder ab und radele mit ihnen nach Hause. Vor dem Abendessen schicke ich noch zwei neue Entwürfe für Zeitungsbeiträge des Ministers raus. Wir essen, ich mache den Abwasch. Die Kinder schauen fern, ich setze mich neben sie und ziehe mein Handy raus. Zuerst bestelle ich Bilderrahmen, dann sammele ich Ideen für die Comic-Strips und schicke die ersten sechs raus, bevor die Kinder ins Bett müssen. Noch etwas essen, abwaschen, Schlafanzüge anziehen, Zähne putzen. Während ich darauf warte, dass unsere Tochter einschläft, sitze ich mit dem Laptop auf ihrer Bettkante und gehe noch einmal den Entwurf eines Diskussionsbeitrags für die Zeitung durch. Schon bald höre ich sie tief atmen. Ich gehe nach oben, räume auf und schalte die Spülmaschine ein, die in ihrem gewöhnlichen Rhythmus zu laufen beginnt, als plötzlich mit diesem Rhythmus in mir eine Melodie auftaucht. Bevor ich sie wieder vergesse, singe ich die Melodie und nehme sie mit meinem Handy auf, damit sie nicht wieder verschwindet.

Zurück im Wohnzimmer sehe ich, dass Line vor dem Fernseher eingeschlafen ist. Ich wecke sie, sie scheint verwirrt, streckt sich aber dann und gähnt. »Ich bin eingeschlafen.«

»Du solltest ins Bett gehen und richtig schlafen«, sage ich.

Line geht schlafen.

Draußen beginnen nun die beiden Laternen, die wir in den großen Birnbaum gehängt haben, in der Dämmerung zu leuchten. Auf dem Rasen liegen zwei kleine rote Fußballtore, eine Handvoll Federbälle und die Reste eines Badmintonnetzes. Der weiße Gartentisch funkelt in der Sommernacht. Es ist bald Mitternacht, und selbst jetzt ist der Himmel hinter den Kiefern und den Häusern immer noch hellgrau. Ein neuer Tag bricht an, noch bevor der alte ganz verschwunden ist.

Ich habe die Wohnung und die nächsten Stunden ganz für mich allein. Ich setze mich an den Schreibtisch, klappe meinen Laptop auf und lege mir die Gitarre auf die Knie.

Ich verstehe, wenn viele eine romantische Vorstellung davon haben, nicht schlafen zu können: Der Schlaflose mit einem Glas Wein in der Hand, der eine Jazzplatte im Hintergrund laufen lässt. Leonard Cohen sagte einmal: »Die letzte Zuflucht eines Schlaflosen ist das Gefühl, der wachen Welt überlegen zu sein.«[23] Line hat das schon mehrmals angesprochen: *Manchmal glaube ich, du willst nachts wach sein.* Oh ja, das hat seine Vorteile! Vom Schlafdefizit einmal abgesehen, bekommt man mehr Zeit für sich, und nicht nur das: Man hat die ganze Welt für sich und Zeit für die großen Gedanken. Alle anderen schlafen. Nachts scheint alles verstärkt zu werden – das Dasein starrt dir nicht mehr direkt ins Auge, sondern tritt einen Schritt zurück. Es entsteht ein Raum, in dem man sich Betrachtungen hingeben kann.

Die Philosophen haben in allen Zeiten den Schlaf gemieden und sich der Schlaflosigkeit hingegeben. Für die meisten Denker muss sich die konstante Bewusstheit und Unruhe der Schlaflosigkeit als Ideal zur Einsicht dargestellt haben, während der Schlaf als Bewusstlosigkeit und Abgetrenntsein von Gedanken und Sich-Wundern betrachtet wurde. Platon sagte einmal: »Wenn der

Mensch schläft, ist er scheinbar tot. Und derjenige, der das Leben und die Weisheit liebt, will nicht mehr schlafen, als für die Gesundheit notwendig ist.«[24] Der Theologe Klemens von Alexandria meinte fünfhundert Jahre später, dass ein schlafender Mann nicht viel mehr wert sei als ein toter. »Die Eule der Minerva beginnt erst mit der einbrechenden Dämmerung ihren Flug«[25], schrieb Hegel im 19. Jahrhundert. Nietzsche meinte, das Ziel aller guten Europäer müsse die Wachsamkeit sein. Der Philosoph Emmanuel Lévinas schrieb in seinem Buch *In praise of Insomnia* (1976), dass die Schlaflosigkeit das Epizentrum der Einsicht sei. Eine weitere Philosophin und Psychoanalytikerin, Anne Dufourmantelle, formulierte das hingegen so: »Die Philosophie kam mit Angst, mit Fragen, mit Schlaflosigkeit in die Welt. Sie nimmt sich der Dinge an, die falsch sind in der Welt, und kann deshalb nicht schlafen.«[26] Ein guter Philosoph ist ein schlafloser Philosoph. Der Einzige, der scheinbar mit dieser Tradition der Philosophiegeschichte zu brechen scheint, ist Descartes, der den Schlaf als etwas begriff, von dem ein großer Denker immer genug abbekommen sollte: »Schlaf ist Nahrung fürs Gehirn«, schrieb er.[27] Descartes sorgte dafür, jede Nacht zwölf Stunden Schlaf zu bekommen – von Mitternacht bis zwölf Uhr mittags.

Als ich schließlich wieder zu mir komme und auf die Uhr schaue, ist es Viertel vor eins. Musik zu machen bedeutet besessen zu sein und ist unvereinbar mit dem Schlaf – das Herz schlägt härter, ich hebe ab und komme nicht wieder runter. Ich muss vorsichtig sein, denke ich. Ich muss mich wieder einkriegen. Ich lege die Gitarre weg und klappe den Laptop zu.

Nacht zu Dienstag, dem 13. Juni: Aufs Sofa gelegt um eins, vor dem Fernseher eingeschlafen circa um zwei, aufgewacht um halb sechs. Ins Bett gelegt, konnte aber nicht mehr schlafen. Viertel vor sieben aufgestanden. Der Schlaf letzte Nacht: tief. Tageskondition: gut.

Dreieinhalb, vielleicht vier Stunden guten Schlafes – mehr brauche ich nicht. Ich fühle mich aufgeladen, bereit für einen neuen Tag. Ich gehe früher von der Arbeit und zum Kindergarten, wo sie ein Sommerfest feiern. Wir essen Würstchen, ich rede mit den anderen Eltern und den Kindergärtnern. Ohne Schlaf würde ich nach Worten ringen, der Zweifel hätte jeden Satz zurückgehalten. Doch heute stehe ich mitten in der Menge und plaudere mit fast Fremden übers Schlangestehen mit Kindern, über einen Umzug nach Røa, über Ferien auf den Inseln von Koster, darüber, wie gut die Angestellten des Kindergartens sind.

Line bringt die Kinder ins Bett und ich setze mich auf mein Fahrrad und radele in den Westteil der Stadt, zu einem Tonstudio in Smestad, in dem sich Kåre und ich einmal die Woche treffen, um Musik aufzunehmen. Wir haben gut zu tun, spielen noch den Vokalteil, die Gitarren und das Schlagzeug ein, bis wir auf die Nachbarn Rücksicht nehmen müssen.

Ich radele nach Hause und in der stillen Wohnung kann ich dann das Echo der Musik und meinen eigenen Puls schlagen hören. Die anderen schlafen schon. Zuerst mache ich den Abwasch und räume die Küche auf, dann klappe ich meinen Laptop auf und mache mit einem meiner Musikprojekte weiter, an dem ich am Abend zuvor gearbeitet hatte. Um eins mache ich Schluss, obwohl ich noch keine Lust habe, aufzuhören. Ich bin hellwach, muss aber versuchen, jetzt wieder runterzukommen. Während der Fernseher läuft, liege ich mit dem Handy auf dem Sofa und blättere durch die Online-Zeitungen und meine E-Mails. Bevor ich das Handy weglege, schreibe ich rasch noch sechs neue Comic-Strips und schicke sie an Andreas. Und dann checke ich doch noch mal meine E-Mails, auch wenn ich weiß, dass ich das so kurz vor dem Schlafengehen nicht mehr tun sollte. Etwas in mir knistert, will mehr, will nicht schlafen, will die Nacht durchmachen. Mir geht's so gut.

Etwas anderes in mir denkt: Nun knallt's gleich.

2

Nacht zu Mittwoch, dem 14. Juni. Auf dem Sofa bis fünf wach gelegen. Eine Stunde lang immer wieder leicht eingenickt. Danach wach gelegen, bis unser Sohn um sieben aufwachte. Aufgestanden. Der Schlaf letzte Nacht: sehr leicht. Tageskondition: sehr schlecht.

Der Himmel hängt tief und ist hellgrau, die Steinplatten der Treppe haben nasse Flecken. Meine Füße sind eiskalt, der Nacken ist schweißnass. Meine Fingergelenke und der Rücken tun weh. Ich schaue zum Fahrrad rüber, das am Treppengeländer angeschlossen ist, und denke an all das, was ich noch erledigen muss, bevor ich losfahren kann. Ich muss das Fahrradschloss aufschließen, den Fahrradanhänger ankuppeln ...

»Wir nehmen heute das Auto«, sage ich.

Auf dem Weg raus aus dem Kindergarten hält mich eine Mitarbeiterin auf. Ich versuche zu verstehen, was sie mir erzählen will – irgendetwas Lustiges, das mein Sohn gestern beim Mittagessen gemacht haben soll –, aber das Einzige, was ich registriere, ist, dass sie gut geschlafen haben muss: Sie hat klare Augen, eine gut durchblutete Haut, rasche Bewegungen und ihre Worte kommen rasch und locker-flockig. Als ob sie vor lauter Energie und Freude überläuft. Als ich ihr antworte, ist meine Stimme voller Watte und kommt von irgendwo anders her, zehn Zentimeter neben meinem Kopf.

Ich setze mich auf meinen Stammplatz in der Handelshochschule und öffne meinen Laptop. Dann hocke ich nur da und starre vor mich hin. Um mich herum morgenfrische, ausgeschlafene junge Leute. Ich schaue auf die Textseite vor mir und erkenne nur schwarze, tote Zeichen.

Ich werde nie ein erfolgreicher Autor.

Um in das im Keller des Ministeriums gelegene Parkhaus zu gelangen, muss ich durch mehrere, durch PIN-Nummern gesicherte Schranken. Ich erinnere mich nicht an meine PIN, und erst als der Wagen hinter mir zu hupen beginnt, bekomme ich Panik, aber dann geben meine Finger die Zahlen von selbst ein.

Schon vor zehn beginnt mein Magen zu knurren. Ich gehe, eine Stunde bevor die anderen zur Mittagspause gehen, allein in die Kantine. Zwei nach zehn sitze ich in der entferntesten Ecke der menschenleeren Kantine und zwänge mir Fleischklopse in brauner Soße rein. Der Teller ist so voll, dass die Soße auf das Tablett tropft. Ich blättere die *Dagbladet* auf dem Tisch auf, eine der Schlagzeilen auf der ersten Zeitungsseite ist: »So schlafen Sie besser.«

Von meiner Mutter bekomme ich eine SMS, in der sie fragt, ob ich schon die Flugtickets für die Reise, über die wir gesprochen haben, bestellt hätte. Ich antworte nicht. Eine Antwort zu formulieren, auch nur an die Reise und an all die Verhandlungen mit den verschiedenen Leuten in der Familie zu denken, erscheint mir in diesem Moment unmöglich. Gleichzeitig spüre ich ein nagendes schlechtes Gewissen. Was bin ich doch für ein mieser Sohn!

Am Nachmittag bekomme ich eine Mail von Andreas, in der er nach den letzten Comics fragt. Ich antworte, dass sie noch kämen. Ich hole die Kinder ab und auf dem Nachhauseweg kaufen wir noch eine Pizza zum Mitnehmen. Nach dem Essen liege ich auf dem Sofa und blättere durch die Online-Zeitungen, klicke auf einen Link nach dem anderen, ohne wahrzunehmen, wohin sie mich führen. Mein schlafloses Gehirn konzentriert sich einzig und allein auf die rasch verdaulichen Kohlenhydrate: auf das leicht Verständliche, das Karikierte, das Komprimierte. Immer dem Weg des geringsten Widerstands folgen und immer nur weiter, ohne für irgendetwas Verantwortung zu übernehmen.

Während ich darauf warte, dass die Kinder einschlafen, vereinbare ich einen neuen Termin für die Akupunktur. Und gleich noch einen Termin beim Hausarzt, um herauszufinden, was aus der Überweisung geworden ist.

Nacht zu Donnerstag, den 15. Juni. Lege mich um halb elf ins Bett, wache aber um halb zwölf wieder auf. Stehe also wieder auf, lege mich aufs Sofa und schaue bis halb fünf Filme. Dann eingeschlafen? Ab halb sechs wieder wach. Mit den Kindern um halb sieben Uhr aufgestanden. Der Schlaf letzte Nacht: sehr leicht. Tageskondition: sehr schlecht.

In den Tagen, die dann kommen, scheint sich ein bleierner Umhang um mich zu legen. Alles ist schwer: Körper, Atem, Kopf. Im Zwerchfell spüre ich einen Knoten – wie ein Weinen, das nicht ausgelöst wird. Ich kann morgens für ein paar Stunden in normalem Tempo arbeiten, aber dann geht nichts mehr. Auch an meinen eigenen Projekten zu arbeiten schaffe ich nicht mehr. Ich kann auch keine Leute sehen. Nur für wenige Augenblicke am Tag, zusammen mit Line und den Kindern, merke ich, wie es etwas leichter wird, wie mich kleine Dinge berühren, wie Lichtstreifen. Zu meinem Arzttermin gehe ich nicht, ich schaffe es noch nicht einmal, vorher abzusagen. Wie würde der Arzt mir jetzt helfen können? Ich warte darauf, dass es vorübergeht. Und ich warte darauf, schlafen zu können. Wenn ich nur schlafen könnte, würde ich wieder ich selbst sein.

Nacht zu Freitag, dem 16. Juni. Lege mich ins Bett um zwei Uhr nachts, stehe wieder auf um drei. Schlafe halb sechs ein, wache um sieben auf. Schlafqualität letzte Nacht: sehr schlecht. Tageskondition: sehr schlecht.

Schlaflosigkeit ist das Epizentrum der Einsicht.

Was für ein Scheiß!

Die Philosophen reden von Schlaf und Schlaflosigkeit in abstrakten Begriffen. Die Philosophen verwechseln Insomnie mit der

Abwesenheit von Schlaf. Sie wissen nicht, wovon sie reden. Insomnie ist keine Freiheit. Es ist umgekehrt: Die Insomnie fesselt und es ist der Schlaf, der uns befreit. Der denkende Mensch sollte wach, sich seiner bewusst, kritisch, fragend, forschend und unruhig sein – doch ohne Schlaf verliert der Mensch *alle diese Eigenschaften.* Der schlaflose Mensch ist unkritisch, gleichgültig, faul, außerstande Wissen aufzunehmen oder zu sortieren. Nur die Unruhe ist da. Um wirklich unsere Augen öffnen zu können, müssen wir sie erst einmal schließen können.

Der rumänische Philosoph Emil Cioran, der an Insomnie litt, beschrieb den Zustand nicht als ein Ideal, sondern als einen egoistischen und körperlichen Zustand. Es überrascht nicht, dass er zu den größten Skeptikern und Pessimisten der Philosophiegeschichte gehört. Außerdem interessierte er sich mehr als die meisten für den Freitod. Cioran erkrankte an Alzheimer und verschwand schon vor seinem Tod ins Vergessen und die Verwirrtheit. Diese Beschreibung der Insomnie lässt keinen Zweifel daran, dass er genau wusste, worüber er sprach: »Man leidet an allem und leidet mehr: Der Wind wird zum Sturm; jede Berührung zum Dolch; ein Lächeln zum Schlag; Bagatellen zu Katastrophen.«[28]

Nacht zu Samstag, dem 17. Juni: Schlafe von fünf bis sieben. Schlaf letzte Nacht: sehr schlecht. Tageskondition: schlecht.

Nachts wach zu liegen bedeutet, an die Uhr gekettet zu sein, man wird besessen von ihr. Alles, was man tut, alles, was man ist, wird durch die Tages- oder Nachtzeit definiert. Es ist zwei Uhr, man kann nicht schlafen, es ist drei Uhr, man kann nicht schlafen. Gleichzeitig fällt man aus der Zeit. Man kann nicht schlafen, weil die innere Uhr stehen geblieben ist. Man kann *sehen,* dass die Uhr Viertel vor zwei anzeigt, man *weiß,* es ist Viertel vor zwei, aber den Körper berührt das nicht.

Alle anderen schlafen, jede Nacht, das ganze Leben über. Fünf Stunden, sechs, sieben, acht, neun. Meine Kinder schlafen jede Nacht elf Stunden. Wäre es nicht Schlaf, sondern Essen, das mir so über sechzehn Jahre hinweg genommen worden wäre, würde ich jetzt aussehen wie eine wandelnde Leiche. Meine Rippen würden herausstehen, meine Augäpfel würden blass aus den Augenhöhlen herausgucken, die Haut wäre stramm über die Wangenknochen und das Kinn gespannt. Die Leute um mich herum hätten schon längst Alarm geschlagen und mich, wenn nötig, zwangsernährt.

Ich lebe nicht, ich existiere lediglich, sagt einer der schlaflosen Patienten in Bjørn Bjorvatns Buch.

Nacht zu Sonntag, dem 18. Juni. Wieder auf dem Sofa. Ich schlafe von halb fünf bis sechs. Schlaf letzte Nacht: sehr schlecht. Tageskondition: Nichts geht mehr.

3

Die medizinischen Bücher, die ich über den Schlaf lese, sind zuallererst einmal voller Informationen darüber, *wie* wir schlafen – es geht um die verschiedenen Schlafphasen, wie das Gehirn und der Rest des Körpers beim Übergang vom Wachzustand zum Schlaf den Modus ändern. Doch wenn es um die große Frage geht, *warum* wir schlafen, ist da nicht viel zu holen. Ich finde Aussagen, auf die ein Erstklässler gekommen sein könnte: Wir schlafen, *um Energie zu sparen*. Wir schlafen, *um den Körper auf einen neuen Tag vorzubereiten*. In einigen Büchern folgt darauf sogar ein Fragezeichen – nicht einmal dessen können wir uns ganz sicher sein.

Es gibt Dutzende von Theorien: Eine davon besagt, dass der Schlaf Energie einspart, das heißt, dass wir einen großen Teil des Tages schlafen, um ganz einfach Kalorien einzusparen. Das hört sich unmittelbar erst einmal vernünftig an. Doch Untersuchungen haben gezeigt, dass die Energie, die man einspart, wenn man eine ganze Nacht lang nur ruhig daliegt, ungefähr der Energie entspricht, die man nach dem Verspeisen eines Wurstbrotes bekommt.[29] Eine andere Theorie besagt, dass der Schlaf eine Art Reparaturfunktion hat, mit deren Hilfe der Körper und das Gehirn wieder aufgeladen und instand gehalten werden. Eine dritte Theorie besagt, dass wir schlafen, damit das Gehirn die Möglichkeit bekommt, all das im Laufe des Tages Erlebte und Gelernte zu verarbeiten und zu lagern. Eine Theorie schließt die andere nicht aus, aber eine eindeutige Antwort gibt es nicht.

Worin sich die Schlafforscher gewissermaßen einig sind, ist, was passiert, wenn man nicht schläft.

Es gibt verschiedene Geschichten und Schicksale, die das aufzeigen: 1959 zum Beispiel verzichtete der amerikanische Radiomoderator Peter Tripp mehr als acht Tage lang aufs Schlafen. Er nannte die Aktion *Wakethon* und alle Interessierten konnten sie mitverfolgen – der Radiomoderator saß auf dem New Yorker Times Square in einem gläsernen Container. Nach drei Tagen begann er die Leute um sich herum zu beschimpfen, nach fünf Tagen begann er unter Halluzinationen und Paranoia zu leiden und seine Körpertemperatur sank. Am letzten Tag ohne Schlaf war Tripp davon überzeugt, sein Arzt wäre ein Bestattungsunternehmer.

Während der Fußballweltmeisterschaft 2012 beschloss der chinesische Fußballfan Jiang Xiaoshan, sich nachts alle Fußballspiele anzuschauen und tagsüber weiter arbeiten zu gehen. Nach elf Tagen ohne Schlaf fand man ihn tot auf. Zeugen sagten aus, dass England und Frankreich seine Lieblingsmannschaften gewesen seien.[30]

Es gibt auch Fälle, in denen Menschen gegen ihren Willen zu schlafen aufgehört haben und am Ende deshalb sterben mussten, wie zum Beispiel in der furchtbaren Geschichte von dem Musiklehrer Michael Corke aus New Lexon/USA.[31] Nachdem er 40 geworden war, begann Corke immer schlechter zu schlafen, bis er eines Tages überhaupt nicht mehr schlafen konnte. Er hatte die *tödliche familiäre Schlaflosigkeit* – auch *letale familiäre Insomnie* genannt –, eine seltene Erbkrankheit. Der Thalamus, der Filter im Gehirn, der, wenn wir schlafen, alle Sinneseindrücke ausschaltet, wird von entarteten Eiweißen (Prionen) angegriffen und durchlöchert. Das Gehirn ist dann nicht mehr in der Lage, die bewusste Wahrnehmung von all dem, was um uns herum geschieht, auszublenden – das Portal der Sinne steht andauernd offen. Corke war 24 Stunden am Tag wach, und dagegen gab es keine Hilfe. Woche für Woche, Monat für Monat – nicht eine Sekunde Schlaf. Er sah bald aus wie ein alter Mann, der kaum laufen konnte. Nach sechs Monaten lag Corke im Sterben. Er kam nicht mehr alleine klar, konnte nicht mehr sprechen und litt an Halluzinationen und Wahnvorstellungen. »Hätten Sie Corke in dieser Zeit gesehen«, schreibt Walker, »hätten Sie sofort verstanden, wie verzweifelt er Hilfe brauchte. Sie wären schon beim Anblick seiner Augen müde geworden: Er blinzelte schmerzhaft langsam, so als ob die Augenlider mitten im Blinzeln geschlossen bleiben und für mehrere Tage nicht wieder aufgemacht werden wollten. Sie zeugten vom verzweifeltsten Bedürfnis nach Schlaf, das man sich nur vorstellen kann.« Nach acht Monaten ohne Schlaf starb Corke.

Wenn Schlafentzug tödlich ist, was genau ist es, woran wir da sterben?

Ein Experiment in den Achtzigern beinhaltete, Ratten über einen langen Zeitraum wach zu halten, indem man sie über einer kalten Wasserfläche auf eine kleine, instabile Plattform setzte. Im Laufe von zwei Wochen bekamen die armen Tiere kahle Stellen im

Pelz und Wunden. Sie verloren an Gewicht, unabhängig davon, wie viel sie gefressen hatten. Am Ende starben sie. Als die Wissenschaftler die Ratten sezierten, konnten sie an den inneren Organen keinerlei Veränderungen feststellen.[32] Zweifelsohne hatte sie der Schlafentzug das Leben gekostet, aber wie genau?

Es braucht mehr als eine schwierige Nacht, bevor man an Schlafentzug stirbt. Sogar solche Leute wie ich, die über längere Perioden hinweg ernsthafte Schlafprobleme haben können, sind noch weit entfernt von einem tödlichen Ausgang. Doch bevor der Tod eintrifft, fallen andere Körper- und Sinnesfunktionen aus, zum Beispiel die Körpertemperatur. Je weniger man schläft, desto weniger Kontrolle hat man über seine Körpertemperatur. In dieser Hinsicht sind alle Säugetiere, auch die Menschen, verletzbar: Unsere physiologischen Prozesse können lediglich innerhalb eines eng bemessenen Abschnitts auf der Temperaturskala funktionieren. Außerhalb dessen sterben wir. Für eine gleichmäßige und gute Körpertemperatur ist ein bestimmter Teil im Gehirn – der Hypothalamus – zuständig. Während man schläft, wird der Kalorienverbrauch reduziert. Befinden wir uns im Leicht- oder Tiefschlaf, fällt die Körpertemperatur, während der REM-Phase reguliert der Hypothalamus die Temperatur gar nicht mehr. Eine Studie hat nachgewiesen, dass Schlafmangel zu einer unzureichenden Koordination der Blutzufuhr für die Haut führt, was zur Folge hat, dass einige Körperteile – vor allem betrifft das Hände und Füße – kälter werden.[33] Das Experiment mit den Ratten hatte gezeigt, dass auch sie bei Schlafentzug die Fähigkeit verloren, ihre Körpertemperatur zu regulieren. Je länger der Schlafentzug andauerte, desto niedriger wurde ihre Körpertemperatur.

Der verinnerlichte Tag-Nacht-Rhythmus reguliert ebenfalls die Körpertemperatur. Im Laufe der Nacht fällt die Körpertemperatur um ein Grad Celsius, unabhängig davon, ob wir schlafen oder nicht. Die Temperatur erreicht ihren Tiefstwert beim *Nadir*, dem niedrigsten Punkt innerhalb von 24 Stunden. Das Gegenstück zum Nadir wäre der *Zenit*. Der Nadir ist für die meisten Menschen zwei Stunden vor dem Aufwachen erreicht, gegen 5 Uhr morgens. Da ist unsere Körpertemperatur am niedrigsten – und wir sind am schläfrigsten. Es scheint, als ob unser Körper, in Abstimmung mit dem Tag-Nacht-Rhythmus, bestimmt hätte, dass dieser Zeitpunkt der sei, an dem wir aller Wahrscheinlichkeit nach schlafen würden. Das funktioniert genauso, wie wenn wir bei unseren Heizungen im Haus die Temperaturen dann am niedrigsten einstellen, wenn wir sicher sein können, dass alle entweder schlafen oder tagsüber außer Haus sind. Viele Leute schlafen am liebsten in einem kühlen Raum, was nachgewiesenermaßen für einen besseren Schlaf sorgt. Dafür gibt es eine natürliche Erklärung: Der Erdumlauf um die Sonne beeinflusst nicht nur das Licht um uns herum, sondern auch die Temperatur. Die Evolution hat nicht nur die nächtliche Dunkelheit berücksichtigen müssen, sondern auch die Kälte. Zu hohe Zimmertemperaturen im Schlafzimmer können den Nachtschlaf störend beeinflussen.

Leute, die nachts arbeiten müssen, oder die, die sich entschieden haben, wach zu sein, wenn die anderen schlafen, sind am schläfrigsten am Nadir; zu den meisten nächtlichen Verkehrsunfällen kommt es um diese Zeit herum.

Ein warmes Bad vor dem Zubettgehen kann den Schlaf befördern. Nicht, weil einem das warme Wasser guttut und aufwärmt, sondern es geht um den Temperatur*abfall* im Körper, wenn die Wärme des Körpers an die Hautoberfläche drängt und beim Rausklettern aus der Badewanne abgestrahlt wird. Der Körper wird kälter – ein Signal, dass es nun Nacht ist.

Der Körper schmerzt, wenn man nicht genug Schlaf bekommt. Muskeln und Gelenke tun weh, Wunden verheilen nicht. Mehrere wichtige Hormone, die den Körper regenerieren und stärken, werden beim Schlafen produziert. Cortison ist ein Hormon, das den Stoffwechsel dahingehend beeinflusst, dass wir Energie mobilisieren und physische Anstrengungen besser bewältigen können. Cortison ist stressbedingt, wird aber auch produziert, wenn wir schlafen. Dessen Produktion ist zum Zeitpunkt des Schlafengehens am niedrigsten, steigt im Laufe der Nacht an und erreicht zum Zeitpunkt des morgendlichen Aufwachens seinen Höchststand. Die Produktionskurve des Cortisons ist entgegengesetzt zu der des Melatonins.

Im Tiefschlaf schütten Kinder und Jugendliche Wachstumshormone aus. Kinder, die Schlafprobleme haben und nicht genug Schlaf bekommen, können aufhören zu wachsen. Fangen sie später wieder an, tief zu schlafen, kann das Wachstum wieder eingeholt werden. Doch auch Erwachsene haben Wachstumshormone. Dem Skelett werden Mineralien zugeführt, Wunden heilen und andere kleine Schäden, die sich der Körper im Laufe des Tages zugezogen hat, werden repariert. Man hat sogar nachgewiesen, dass dem Körper entnommene Zellen, die zum Beispiel im Labor weitergezüchtet werden, sich nachts am heftigsten teilen.

Der Appetit ändert sich bei Schlafmangel und wird größer, die meisten Menschen nehmen an Gewicht zu, wenn sie über längere Perioden hinweg zu wenig schlafen. Studien mit Ratten zeigen, dass Ratten unter Schlafentzug mehr fressen als solche mit ausreichend Schlaf und dennoch an Körpergewicht verlieren. Das hängt mit der unstabilen Körpertemperatur zusammen.

Der Appetit ist jedoch auch von Prozessen im Gehirn abhängig. In einer amerikanischen Studie wurden vierzehn Personen über zwei Perioden von jeweils vier Tagen beobachtet.[34] In der ersten Periode konnten sie die Nächte normal durchschlafen, in der zweiten Periode bekamen sie jeweils nur vier Stunden Schlaf. Die

Wissenschaftler maßen die Blutwerte und Hormonniveaus der Versuchspersonen und beobachteten auch deren Essverhalten. In der Periode mit wenig Schlaf vergrößerte sich der Appetit der Versuchspersonen, mehrere von ihnen griffen dann zu dem ungesunden Essen, das ihnen auch angeboten worden war – auch wenn sie erst kurz zuvor eine Mahlzeit zu sich genommen hatten. Die Studie zeigt, dass Schlafmangel zu einem Ungleichgewicht der Hormone führt, sowohl in Bezug auf die, die Sattheit, als auch die, die Hunger signalisieren. Das Sattheitsgefühl wird abgeschwächt *und* das Hungergefühl verstärkt. Das Schlafdefizit löst im Körper auch die Produktion von Endocannabinoiden aus – das sind dieselben Neurotransmitter, wie sie beim Rauchen von Hasch oder Marihuana entstehen – und man isst dann mehr zwischendurch. Des Weiteren wird durch Schlafmangel die Impulskontrolle des Gehirns geschwächt. Das bezeugt ein von Walker durchgeführtes Experiment: Er ließ die Versuchspersonen auf der Grundlage von Abbildungen Essen auswählen – zunächst einmal nach einer Nacht mit Normalschlaf und dann nach einer Nacht ohne Schlaf. Während des Versuchs wurden die Gehirnaktivitäten der Teilnehmer überwacht. Die Gehirnaktivität in der, wie Walker es nennt, *Kommandozentrale* des Frontallappens war durch das Schlafdefizit beeinträchtigt. Die Versuchspersonen wurden wie Kinder ohne Impulskontrolle und ließen sich statt durch Vernunft und Mäßigung von grundlegenden Instinkten lenken.

Für diejenigen von Ihnen, die denken, es wäre besonders cool oder männlich, sich spät schlafen zu legen und früh wieder aufzustehen: Die Libido nimmt ab und kann ohne ausreichend Schlaf ganz verschwinden. Für eine Studie ließ man zehn junge Männer über einen längeren Zeitraum nur fünf Stunden pro Nacht schlafen.[35] Ihr Testosteronniveau sank dabei um 10–15%. Beim Testosteron geht es aber nicht nur um die Libido, es dient auch der Aufrechterhaltung des Energieniveaus und der Fähigkeit zur Konzentration. Darüber hinaus trägt Testosteron auch zur Knochendichte und zum Muskelaufbau bei. Schlaflosigkeit legt denjenigen, die sich vermehren möchten, verschiedene Hindernisse in den Weg: Eine dänische Untersuchung aus dem Jahr 2013 zeigte, dass Männer, die wenig oder schlecht schlafen, eine um 25 % schlechtere Samenqualität hatten als die, die ausreichend schlafen.[36] Eine schwedische Untersuchung zeigte, dass man mit zu wenig Schlaf auf andere Menschen ganz einfach weniger attraktiv wirkt. Gesunde Männer und Frauen zwischen 18 und 31 wurden in einem neutralen Umfeld fotografiert – zuerst nach einer Nacht mit ausreichend Schlaf, danach nach einer mit lediglich fünf Stunden Schlaf. Als andere Teilnehmer die Bilder nach dem Grad der Attraktivität ordnen sollten, schnitten die Bilder, die nach der Nacht mit weniger Schlaf aufgenommen wurden, stets am schlechtesten ab.[37] Wenn das Ergebnis richtig ist, dann könnte man meinen, die Evolution versuche, schlaflose Menschen auszugrenzen, genauso, wie sie versucht hat, Menschen mit anderen Schwächen auszugrenzen, so nach dem Motto: *Such dir einen anderen Partner, dieses Exemplar ist nicht einmal in der Lage zu schlafen!*

Die physiologischen Veränderungen bei Schlafmangel spüre ich selbst und kann entsprechend darauf reagieren. Ich kann zum Beispiel denken: Okay, aber das ist so, weil ich nicht genug geschlafen habe. Ich kann meine Vorsichtsmaßnahmen ergreifen und warten, bis ich ausgeschlafen bin. Schlimmer wird es, wenn das Gehirn nachlässt, denn damit verschwindet die Fähigkeit, Dinge und Situationen einzuschätzen, die Übersicht und die Ratio werden durch Verwirrtheit und Verzweiflung ersetzt. Auch wenn ich mehrmals in der Woche an ernsthaftem Schlafmangel leide, ist mir, als ertrinke ich jedes Mal nicht in einem Meer, sondern in meinem Leben. »Nach sechzehn Stunden im Wachzustand beginnt das Gehirn auszufallen«, schreibt Walker. »Die Menschen müssen jede Nacht mehr als sieben Stunden schlafen, um ihre kognitive Leistungsfähigkeit aufrechterhalten zu können. Nach zehn Tagen mit nur jeweils sieben Stunden Schlaf pro Nacht funktioniert das Gehirn genauso schlecht wie nach vierundzwanzig Stunden ganz ohne Schlaf. Drei durchschlafene Nächte – also mehr, als man an einem Wochenende hat – sind nicht genug, um den Schlaf wieder aufzuholen und die Leistungsfähigkeit in der darauffolgenden Woche auf ein Normalniveau zu bringen. Hinzu kommt noch, dass das Gehirn, wenn der Schlaf fehlt, nicht abschätzen kann, *wie viel* Schlaf einem dann wirklich fehlt.«[38] Hier spricht Walker von einem Gehirn mit einem normalen Schlafmuster. Für mich sind sieben Stunden zusammenhängender Schlaf etwas, was ich mir gar nicht mehr vorstellen kann.

Untersuchungen haben auch gezeigt, dass eingeschränkter Schlaf verminderte kognitive Fähigkeiten bedeutet, also unsere Fähigkeiten zu begreifen, zu denken, zu lernen, Probleme zu lösen und sich zu erinnern. Ohne ausreichend Schlaf sind wir schlechter bezüglich des Lösens von Rechenaufgaben oder was Zahlenerkennung, Geschwindigkeit, Präzision und unser Kurzzeitgedächtnis betrifft. 2015 ließen amerikanische Wissenschaftler eine Gruppe von Versuchspersonen 62 Stunden lang nicht schlafen, die Kontrollgruppe hingegen schlief normal. Beide Gruppen wurden gebeten, eine Taste zu drücken, wenn ihnen bestimmte Zahlen gezeigt werden würden. Danach wurden sie gebeten, bei anderen Zahlen die Taste zu drücken. Nicht einer von denen, die nicht geschlafen hatten, konnte die Aufgabe fehlerfrei ausführen – nicht einmal nach vierzig Versuchen. Erinnerungsvermögen und Schlaf können einen Teufelskreis ausmachen: Das Protein, von dem man annimmt, dass es für die Entwicklung von Alzheimer verantwortlich sei, heißt Beta-Amyloid. Je mehr man von diesem Protein in bestimmten Bereichen des Gehirns hat, desto weniger Tiefschlaf bekommt man. Und je weniger Schlaf man bekommt, desto schwieriger ist es, dieses Vergesslichkeitsprotein wieder loszuwerden.

So schlecht, wie ich schlafe, ist die Wahrscheinlichkeit, Alzheimer zu bekommen wohl größer als für andere?

Ohne ausreichend Schlaf durch den Tag zu taumeln ist nicht auszuhalten, aber relativ ungefährlich. Schlimm wird es nur, wenn ich mich hinter ein Lenkrad setze. Manchmal verstehe ich sogar, dass ich nicht genug Schlaf hatte, um mich noch hinters Lenkrad zu setzen; oft genug befinde ich mich aber in einer Grauzone. Ich habe ein paar Stunden geschlafen, fühle mich einigermaßen ausgeruht, aber so, dass ich Auto fahren kann? Manchmal bin ich auch gefahren, wenn ich es unzweifelhaft hätte sein lassen sollen – und ja, mit den Kindern auf dem Rücksitz. Ich glaube nicht, dass ich hinter dem Steuer eingeschlafen wäre – das passiert in der Regel Berufsfahrern, die 24 Stunden oder mehr wach gewesen sind und ein akutes Schlafdefizit haben. Ich fahre zum Kindergarten und zur Arbeit und wieder nach Hause – das sind kurze, keine langen, monotonen Strecken. Wenn ich sonst am Tag so große Probleme habe, einzuschlafen, warum sollte ich im Auto einfach einschlafen? Da ist es schon wahrscheinlicher, dass mich ein *Sekundenschlaf* überfällt, wie es ja Insomnikern, die regelmäßig zu wenig schlafen, passiert. Sekundenschlaf ist das, was der Name besagt: Man schläft ein paar Sekunden und dann wacht man wieder auf. Die Augen fallen zu, der Sinneseingang wird geschlossen und innerhalb eines Augenblicks – im wahrsten Sinne des Wortes – ist man blind und taub und nicht mehr in der Lage, sich zu rühren. Die meisten erfahren das auf dem Sofa vor dem Fernseher kurz vor der Schlafenszeit. Sitzt man auf einem Bürostuhl oder einem Sofa, dann ist der Sekundenschlaf effektiv, um sich etwas auszuruhen. Sitzt man aber in einem Auto hinter dem Lenkrad, dann reicht dieser flüchtige Augenblick Schlaf aus, um sich und andere zu gefährden. Und selbst ohne in einen Sekundenschlaf zu fallen, sollte ich, wenn ich unter Schlafmangel leide, nicht mehr fahren. Nach 15 bis 19 Stunden ohne Schlaf hat man eine genauso langsame Reaktionsfähigkeit wie mit 0,8 Promille im Blut. Denken Sie daran, wenn Sie beim nächsten Mal auf Alkohol verzichten, um andere spätabends noch fahren zu können.

4

Seitdem die Insomnie aufgetaucht ist, habe ich ihr erlaubt, in meinem Gefühlsleben die Hauptrolle zu spielen. Und ich habe bei meinen plötzlichen Stimmungsschwankungen alles auf sie geschoben. Doch mit dem Alter und den sich verschlimmernden schweren Phasen bin ich mir nicht mehr sicher, was Ursache und was Symptome sind. Werde ich deprimiert, weil ich nicht schlafen kann, oder schlafe ich nicht, weil ich deprimiert bin?

Einige Jahre bevor ich chronisch schlaflos wurde, hatte ich eine kurze Phase von Insomnie – und damals war das ein Symptom und hatte eine offensichtliche Ursache. Ich war fünfundzwanzig und es war mein letzter Sommer in Bergen in Westnorwegen, wo ich im Mai meine Abschlussprüfungen in Jura bestanden hatte. Während ich auf Jobsuche war und mich für weiterführende Studiengänge bewarb, arbeitete ich als Kellner im Konzert- und Kulturhaus *Verftet* in Nordnes, und das auch in der Spätschicht abends und nachts. Im Mai hatte ich eine Frau getroffen, in die ich mich Hals über Kopf verliebt hatte und für die ich bereit war, mein Leben umzukrempeln. Vier Wochen später war sie mit einem anderen auf und davon. Ich war fünfundzwanzig, aber wenn es ums Verliebtsein ging, war ich immer noch wie ein Kind und hatte keine Abwehrkräfte gegen die Gefühle und die Verwirrung, die in mir tobten. Die Nachtschichten hatten meinen Tag-Nacht-Rhythmus durcheinandergebracht – ich wusste nicht mehr, ob es früh am Tag oder spät am Abend war. Und nachts nach der Schicht zog ich immer noch um die Häuser und besoff mich, bis ich nicht mehr konnte. Und wenn ich mich nicht vollschüttete, lag ich wach und fragte mich, wo sie jetzt sein könnte und mit wem sie wohl zusammen war. Ich legte mich vom Bett aufs Sofa und dann wieder auf ein anderes Sofa. (Ironischerweise wohnte ich zu der Zeit in einer Wohnung mit fünf Wohnzimmern und sechs Sofas.) Ich schwitzte und dann wieder fror ich. Ich schaute mir einen Film aus meiner Videosammlung an – und dann noch einen. Das half mir zu vergessen, zumindest für eine kurze Zeit. Wenn der Film zu Ende war, kam der Schmerz wieder. Und das Grübeln. Alles, was ich in meinem Leben bisher erlebt und gehabt hatte, war immer noch da, aber weil ich diesen einzigartigen Menschen getroffen hatte, mit ihm zusammen gewesen war und ihn wieder verloren hatte, war nun alles wertlos. Eine Woche verging, dann zwei. Ich konnte nicht aufhören, an sie zu denken, konnte sie nicht vergessen, konnte nicht schlafen. Was die Schlaflosigkeit anbetraf, war ich noch Anfänger. Ich verstand nicht einmal, dass *das* Schlaflosigkeit war. Ich betrank mich, um schlafen zu können. Die wenigen Routinen, die ich vor dem Schlafengehen hatte – Zähne putzen, Liegestütze, vor dem Lichtausmachen noch ein bisschen lesen –, ließ ich bald weg. Erst am späten Vormittag, nachdem sich der Stoßverkehr vor meinem Fenster gelegt hatte, tauchte ich in einen leichten Schlaf, der ein paar Minuten oder – wenn ich denn Glück hatte – eine halbe Stunde andauerte. Dann duschte ich, zog mir etwas an und ging durch die Stadt zur Arbeit im *Verftet*. Ich fühlte mich wie eine leere, durchsichtige Plastiktüte, die richtungslos und schwerelos vom Wind hin und her getrieben wurde.

Nur meine Arbeitsaufgaben gaben mir einen gewissen Halt. Ich machte die Bar auf, wenn ich dort Schicht hatte, bereitete die Kasse vor, holte die Zigaretten raus und stellte die Kaffeetassen in Griffnähe, legte das Besteck und die Speisekarten bereit. Und dann stand ich da und wartete und trank Kaffee, um munter zu werden. Der Liebeskummer und die Schlaflosigkeit verschmolzen zu einem physischen Schmerz in meiner Brust, der auch runter in den Magen und hoch in den Hals strömte.

Ein paar Wochen später verließ ich Bergen. Die Depression ließ nach, die Schlaflosigkeit auch.

Im Nachhinein zeigt diese Episode aber, dass ich damals schon für Schlafstörungen empfänglich war. Bei Depressionen, Stress oder Begeisterung litt darunter zuerst immer mein Schlaf.

Eine Freundin von mir machte während der Studienzeit eine andere Erfahrung, die zu ihren Schlafstörungen führte. Als sie zu studieren begann, zog sie zusammen mit einem Freund in eine WG. Dieser Freund bekam kurz darauf eine Depression, und weil meine Freundin so besorgt war und an der Krise ihres Freundes so Anteil nahm, wurde auch sie depressiv. Beide schmissen nach nur einem halben Jahr ihr Studium. Sie lag nachts wach und sorgte sich um den Freund. »Einen Monat lang habe ich nicht geschlafen«, erzählte sie mir, »und am Ende bekam ich eine Depression.« Die Schlafstörungen und die Depression wurden so schlimm, dass sie wieder zu ihren Eltern ziehen musste. Achtzehn Jahre danach leidet sie immer noch an Insomnie.

Walker untersuchte Schlafmangel in Bezug auf einhergehende Änderungen des Gefühlslebens. Gehirnscans von Menschen, die zu wenig schliefen, zeigten eine sechzigprozentige Steigerung die Aktivität der Amygdala betreffend, einem Bereich des Gehirns, der für das Auslösen von starken Gefühlen wie zum Beispiel Wut zuständig ist.[39] Walker schreibt dazu: »Es scheint, als falle das Gehirn bei zu wenig Schlaf in ein primitives, unkontrollierbares Reaktionsmuster zurück. Man reagiert unbeherrscht und emotional unangemessen und kann das, was geschieht, nicht in einem größeren, reflektierten Zusammenhang sehen.« Diejenigen, die genug geschlafen hatten, wiesen beherrschte, moderate Reaktionen auf. Walker fand heraus, dass ausreichend Schlaf eine starke Verbindung zwischen der Amygdala, die er auch als *das emotionale Gaspedal* bezeichnete, und dem Teil, der im präfrontalen Kortex zum rationalen Denken beiträgt – die Bremse –, herstellte. Die Versuchspersonen, die zu wenig geschlafen hatten, hatten eine schwächere Verbindung zwischen diesen beiden Bereichen: zu viel Gaspedal und zu wenig Bremse. Wenn man schläft, stärkt man diese Verbindung. Schläft man zu wenig, dann verliert man diese gut eingestellte Balance, wie auch die Kontrolle über seine Gefühle.

Es ist aber auch nicht so, dass man bei zu wenig Schlaf ausschließlich negative Gefühle bekommt. Walker bemerkte auch, dass die Versuchspersonen abrupt die Stimmung änderten. Sie »legten enorme emotionale Strecken hinter sich«[40], wie der Schlafforscher schreibt. Eine neue Untersuchung zeigte, dass ein anderes, in der Basis der Großhirnrinde gelegenes Gefühlszentrum, das *Striatum*, das mit Impulsivität und Belohnung verbunden ist und die Chemikalie Dopamin ausschüttet, dann hyperaktiv wurde, wenn sich der Schlaflose in lustbetonten Situationen befand. Und dieser hedonistische Teil des Gehirns trat ebenfalls voll aufs Gaspedal und hatte keine Bremse.[41] Wenn man zu wenig schläft, riskiert man, zwischen den emotionalen Extremen hin- und hergeworfen zu werden.

Es gibt auch eine italienische Untersuchung, in der Wissenschaftler Patienten mit bipolaren Störungen, die sich gerade in einer stabilen Phase befanden, eine ganze Nacht lang wach hielten. Eine große Anzahl von ihnen glitt daraufhin geradewegs in eine manische Phase beziehungsweise in eine Depression hinein.[42] Das untermauert Walkers Vermutung, nämlich dass Schlafmangel ein Auslöser für psychische Beschwerden ist und keine Nebenwirkung derselben.

Eine norwegische Studie zeigt, dass es eine Wechselwirkung zwischen Schlafmangel und Depression gibt.[43] Die Studie basiert auf Angaben von fast 25.000 Teilnehmern, die zuerst einen und nach elf Jahren einen weiteren Fragebogen beantwortet hatten. Man befragte sie unter anderem zu ihren Schlafstörungen, Depressionen und physischen Problemen. Die Wissenschaftler fanden heraus, dass diejenigen, die zu beiden Zeitpunkten unter Insomnie litten, eine sechsmal höhere Wahrscheinlichkeit hatten, an einer Depression zu erkranken. Gleichzeitig hatten diejenigen, die zu beiden Zeitpunkten deprimiert waren, ein siebenfach höheres Risiko, eine Insomnie entwickelt zu haben.

5

Dass wir nicht noch kränker und verrückter sind, als wir es ohnehin schon sind, verdanken wir einzig und allein der gesegnetsten Gnade von allen natürlichen Gnaden, dem Schlaf«[44], schreibt der Schriftsteller Aldous Huxley. Das ist logisch – wir benötigen Erholung, um Muskeln zu reparieren, um die Körpertemperatur zu regulieren und die Fähigkeit des Körpers zu unterstützen, Verletzungen und Krankheiten zu widerstehen. Das, was die Ratten, denen der Schlaf entzogen worden war, umgebracht hatte, erwies sich am Ende – nachdem noch mehr Ratten in weiteren Experimenten gelitten hatten – nicht als Temperaturverlust und Nahrungsmangel, sondern als eine Blutvergiftung durch eine Bakterie aus dem Darmkanal der Ratten. Es war eine Infektion, die ein ausgeruhter Rattenkörper schnell und einfach bekämpft hätte.

Dass man aber schlafen muss, um so etwas Grundlegendes wie den Sinn des Daseins zu erleben, ist für mich das gnadenloseste Symptom und größte Rätsel der Schlaflosigkeit.

Den Zusammenhang zwischen Psyche und Schlaf erkenne ich deutlich an meinen Kindern. Sie sind von Tag zu Tag anders, und der Zusammenhang zwischen dem Schlaf, den sie bekommen haben, und ihrem Verhalten am Tag darauf ist offensichtlich. Gehen sie früh schlafen und schlafen auch die Nacht durch, dann sind sie, fast ausnahmslos, fröhlich, ruhig und umgänglich. Haben sie ihre übliche Portion Schlaf – fast dreimal so viel wie das, was ich brauche – nicht bekommen, dann sehe ich das schon in den ersten Minuten: Sie beginnen dann schon aus dem geringsten Anlass zu weinen oder rasten da aus, wo sie ansonsten tolerant und geduldig gewesen wären. Sie können aber auch direkt vom Weinen zum Lachen umschwenken und gleich danach wieder weinen. Am deutlichsten erkennbar sind diese starken Gefühlsschwankungen nach einer schlechten Nacht bei unserem Zweijährigen. Er hat ja ohnehin schon keine Kontrolle über seine Gefühle, aber ohne genug Schlaf ist er ziemlich verloren.

Ich weiß, dass unsere Gefühlsschwankungen nicht allein durch den Schlaf gesteuert werden, denn nach einer schlaflosen Nacht kann man einen guten Tag haben und nach einer guten Nacht mit ausreichend Schlaf kann man auch einen schlechten Tag haben. Manchmal fühlt sich das an, als ob der Schlaf nicht hinterm Lenkrad säße, sondern auf den Rücksitz beordert worden wäre und andere Kräfte übernommen hätten. In schlechten Phasen beginne ich daran zu zweifeln, ob das, was ich tue, um besser schlafen zu können, überhaupt irgendeinen Effekt auf diesen Rhythmus hat. Ich treibe Sport, ich esse gesund, ich verzichte auf Kaffee und dimme abends im Badezimmer das Licht – und nehme trotzdem zu. Ich halte das Ruder krampfhaft fest, doch was bringt's, solange ich von verschiedenen Strudeln hin und her geworfen werde, über die ich keine Kontrolle habe?

Nacht zu Dienstag, dem 20. Juni: Schlafe um halb zwölf im Bett ein, wache um eins wieder auf. Lege mich aufs Sofa, schlafe circa um drei wieder ein. Wache um vier wieder auf. Der Schlaf letzte Nacht: sehr leicht. Tageskondition: sehr schlecht.

Nach sechs Tagen und Nächten fast ohne nennenswerten Schlaf scheint sich der bleierne Mantel zu lüften und die Faust im Magen zu lösen. Bereits am frühen Nachmittag fühle ich es: Endlich kommt der Schlaf, auf den ich so gewartet habe. Keine Ahnung, ob es daran liegt, dass die schlechte Phase einfach nur zu Ende geht, ob es mit reiner Erschöpfung oder mit beidem zu tun hat, aber ich spüre eine Veränderung in der Balance, die ich nie ganz verstehen werde, der ich mich aber zu beugen habe.

Nacht zu Mittwoch, dem 21. Juni. Ich lege mich um elf ins Bett, schlafe sofort ein und wache um halb sieben wieder auf. Der Schlaf letzte Nacht: sehr tief. Tageskondition: sehr gut.

An diesem Morgen nehmen wir das Rad, das letzte Woche nicht bewegt worden ist. Ich liefere die Kinder im Kindergarten ab und fahre zur Handelshochschule, um eine Stunde zu schreiben. Es ist sieben Tage her, seit ich mir das letzte Mal das Manuskript angeschaut habe, und nun schreibe ich einen Satz, dann noch einen und dann öffnet sich alles für mich und ich tauche in den Text ein. Auf dem Weg zur Arbeit atme ich an diesem Sommermorgen tief ein: Der Körper ist warm, der Wille stark – ich bin wach.

Vor der Mittagspause rufe ich meine Mutter an.

»Ich versuche schon seit einer Woche, dich zu erreichen«, sagt sie.

»Ich hatte viel zu tun«, antworte ich, »aber jetzt habe ich Zeit. Wollen wir uns das mit der Reise mal genauer anschauen?«

Dann schicke ich Andreas eine E-Mail und entschuldige mich

dafür, dass ich ihm die Comic-Strips nicht wie verabredet zugeschickt habe, und verspreche ihm zwölf neue am Abend und den Rest dann morgen. Die Comics schreibe ich, während ich darauf warte, dass unsere Tochter einschläft. Line schläft früh ein, vor zehn, und ich habe noch den ganzen Abend und die ganze Nacht vor mir.

Ich klappe meinen Laptop auf und lege mir die Gitarre auf den Schoß.

JULI. DIE REISE.

Wie kleine Kinder schlafen und uns andere wach halten, warum Teenager gute Gründe für ihre Müdigkeit am Morgen haben und die Suche nach meinem schlaflosen Vorgänger.

1

Sommerurlaub. Wir dürfen den Morgenflug nach Kreta nicht verpassen. In den Nächten vor früh am Morgen beginnenden oder wichtigen Reisen schlafe ich immer schlecht. Ich lege mich gegen Mitternacht aufs Sofa, schlummere für ein paar Stunden, bin aber schon eine Viertelstunde bevor der Wecker klingelt wach. Wir wecken die Kinder um 3 Uhr nachts, ziehen sie an und setzen sie ins Auto. Dann fahren wir zum Flugplatz. Es ist Nacht, dunkel und kalt und ich sehe Spuren des unterbrochenen Nachtschlafs in ihren Gesichtern. Doch die Kinder verstehen, dass wir auf dem Weg zu etwas Neuem und Spannendem sind, sie sind aufgeregt und fröhlich. Im Flugzeug schlafen wir alle einer nach dem anderen ein – auch ich. Und nach zehn Minuten wache ich wieder auf und habe einen klaren Kopf.

Gegen Mittag landen wir dann in Chania und schon am frühen Nachmittag planschen wir alle im Hotelpool. Wir machen Urlaub zusammen mit einer anderen Familie, die auch kleine Kinder hat, und auch wenn das gute Freunde sind, die von meinen Schlafstörungen wissen, waren sowohl Line als auch ich vor der Abreise etwas nervös: Die Nächte in den beiden letzten Wochen waren wieder so schlimm für mich, dass wir schon überlegt hatten, abzusagen. Zuerst einmal, weil ich fast total erschöpft war – eine Woche nach der anderen beinahe ohne Schlaf –, und dann auch noch, weil wir eine gewisse Verantwortung der anderen Familie gegenüber empfanden. Ich kann ja nicht halb tot nach Kreta, das hätte die ganze Gruppe runtergezogen und wäre sowohl für mich als auch für Line nicht zum Aushalten gewesen.

Ich schaffe es immer gut, mein extremes Schlafdefizit zu verbergen, aber immer nur für eine gewisse Zeit, das heißt einen Tag, einen Abend in geselliger Runde lang. Sich den ganzen Tag, und zwar jeden Tag, zwei Wochen lang zusammenzureißen, wenn man so viel mit anderen zusammen sein soll, das würde ich nicht auf die Reihe bringen.

Meine Schlafstörungen sind nicht weg, trotz meiner vielen Bemühungen, sie sind sogar noch schlimmer geworden. Und es scheint, als ob sich auch die guten Phasen verändert hätten: Sie sind jetzt kürzer und ich reagiere manischer, kann mich nicht mehr beherrschen.

Vor dem Urlaub war ich noch einmal bei meinem Hausarzt, um zu hören, was aus der Überweisung geworden war, die er weggeschickt hatte. Dass ich immer noch nichts gehört hätte, sei merkwürdig, sagte er und schickte eine neue Überweisung raus.

In meinem Koffer habe ich meine Schlafbücher, die Fachbücher. Die Selbsthilfebücher habe ich weggelegt und nicht mitgenommen. Ich kann sie nicht mehr hören, diese Ratschläge und Tipps, so in der Art: Handy weglegen, Tageslicht tanken und spazieren gehen.

Hier im Süden des Mittelmeers und näher am Äquator als zu Hause geht die Sonne schneller unter – es dauert nur Minuten, bis die Nacht anbricht. Weil ich achtzehn Stunden auf den Beinen gewesen bin und davor kaum geschlafen hatte, bin ich an diesem ersten Abend so müde, dass ich mich nur mit knapper Not wach halten kann, bis die Kinder im Bett sind. Ein Teil von mir ist sich der Risiken bewusst: Der Druck, einen guten Nachtschlaf hinzukriegen, damit beide Familien sich morgen einen schönen Tag machen können, das neue und fremde Hotelbett, die Hitze, die Klimaanlage – alles Faktoren, die mich eine ganze Nacht wach halten können. Einem anderen Teil von mir ist das alles völlig egal. In dieser Nacht gewinnt glücklicherweise der gleichgültige Teil von mir. So ist der Schlaf angelegt: Jede Nacht muss man alle seine Sorgen, Ängste und Freuden vergessen. Alles, was das Dasein mit Leben erfüllt, muss man weglegen, um in den Schlaf eintauchen zu können. Es spielt keine Rolle, ob man am Tag danach eine Nation regieren soll oder eine Bank ausrauben will – den Schlaf schert das nicht. Um schlafen zu können, muss man passiv, ruhig, umgänglich werden und sich unterwerfen können. Erst dann klappt's.

Am nächsten Morgen wache ich gleichzeitig mit den Kindern auf. Ich gebe ihnen ein iPad und eine Schale Obst, dann mache ich mir einen Pulverkaffee und setze mich auf die Terrasse.

Das Gefühl des Ausgeruhtseins ist wie ein Lutschbonbon, das ich den ganzen Tag über im Mund habe. Ich merke, wie nach dieser Nacht der Schlaf in mir nachwirkt. Ich merke, wie klar mein Kopf ist, ich spüre die Temperatur um mich herum, Wohlbehagen, Kraft.

Wir frühstücken alle zusammen, packen unsere Badetaschen und gehen den kurzen Weg zum Stadtstrand, um dort den Rest des Vormittags zu verbringen. Dann gehen wir zum Mittagessen wieder zurück ins Hotel und danach wieder in den Pool. Ob das jetzt an der Mittelmeerluft liegt oder an all den physischen Aktivitäten im Laufe des Tages – ohne Stress und ohne Arbeit –, ob es mit dem frühen Flug zu tun hatte, der meinen Tag-Nacht-Rhythmus ins Lot brachte, oder ob jetzt einfach wieder eine gute Phase dran ist – ich weiß es nicht. Die nächsten Tage und Wochen schlafe ich jedenfalls gut, und die furchtbaren Tage und Nächte vor dem Urlaub sind vergessen.

Erst als der Urlaub vorbei ist und in der letzten Juliwoche der Kindergarten und die Arbeit wieder anfangen, tauchen auch wieder meine Probleme auf. Die gute Phase hatte so lange gedauert, dass ich nun überrascht bin.

Ach, Schlaflosigkeit!

Wieder einmal hatte ich gehofft, dass sie jetzt vorbei sei. Wieder einmal schlagen Enttäuschung und Verzweiflung wie Wellen über mich hinweg. Hoffnung zu hegen bedeutet auch, Türen zu öffnen: Alles wird reingelassen.

Aber nicht nur meine eigenen Schlafstörungen sind wieder da. Die Kinder an den ersten Abenden nach dem Urlaub schlafen zu legen braucht seine Zeit; sie waren im Urlaub daran gewöhnt, spät aufzubleiben, und jetzt wird es neun und zehn, bis sie einschlafen. Line legt den Zweijährigen schlafen und ich versuche, die Fünfjährige durch die Abendroutinen zu scheuchen: Abendbrot, Zähne putzen, aufs Klo gehen, etwas vorlesen und dann noch etwas vorsingen. Was ich als Letztes machen muss, bevor sie die Augen schließt, ist, das Nachtlicht anzuknipsen. Wenn ich auch die ganze Zeit hinter ihr her sein muss, weiß ich doch, dass für sie jede einzelne Routine vor dem Schlafengehen wichtig ist.

Diese Routinen sind mir abhandengekommen. Die Kinder und Line müssen noch eine ganze Reihe von Dingen erledigen, bevor sie schlafen gehen können, ich lege mich normalerweise einfach nur hin. An manchen Abenden ziehe ich mich noch nicht einmal aus. Ich bin geradezu besessen von dem Bett und dem Schlafzimmer, alles muss seine Ordnung haben. Doch das Schlafzimmer bleibt ein abstraktes Ideal. Ich finde einfach keinen Zugang.

Für mich sind die Grenzen zwischen Tag und Nacht, Bett und Wohnzimmer ausradiert. Das Wohnzimmerlicht kann gern die ganze Nacht über an bleiben. Und wenn ich nun vergesse, mir die Zähne zu putzen? Egal, ich kann sowieso nicht schlafen.

Während sich andere auf den Nachtschlaf wie auf eine längere Reise vorbereiten, halte ich mir immer die Option offen, doch noch umzudrehen, wenn ich an der Haustür angelangt oder schon ein Stück weiter in der Einfahrt stehe. Ich erinnere mich, dass ich wie alle anderen auch Rituale vor dem Zubettgehen hatte. Als Kind und auch noch als junger Teenager hatte ich sogar ein bisschen gebetet, bevor ich mich hinlegte. Ich machte mit den Routinen weiter, nicht aus Respekt vor den Erwachsenen oder dem Zahnarzt oder Gott, sondern weil ich schlafen sollte. Keine anderen Rituale waren so fest etabliert wie die Abendrituale. Wenn ich bemerkte, dass ich vergessen hatte, noch einmal auf die Toilette zu gehen, musste ich wieder aufstehen, egal, ob ich nun austreten musste oder nicht. Diesen einen Teil der abendlichen Routine auszulassen – und wenn auch nur für einen Abend – ging nicht.

Das Gleiche sehe ich an meiner Tochter. Wenn wir sie auch von morgens bis abends an all die Sachen erinnern müssen, die wir von ihr erwarten, erinnert sie sich selbst doch immer an die Abendroutine. Und wenn wir Erwachsenen dann einen Teil davon vergessen, hält sie inne: Sollen wir nicht noch etwas lesen? Sie kann die Augen nicht zumachen, bevor nicht die übliche Routine durchlaufen ist. Das grenzt schon an zwanghaftes Verhalten, aber es hilft ihr und allen anderen, schlafen zu können.

Bald schlafen beide Kinder, doch die Nacht hat gerade erst begonnen. Als ich endlich gegen eins merke, wie ich schläfrig werde und dann am Einschlafen bin, wacht unser Zweijähriger auf. Ich fluche und fahre hoch, versuche, ihn zum Weiterschlafen zu bewegen, kann aber meine eigene Verzweiflung nicht verbergen, denn ich weiß, dass ich jetzt wieder mindestens eine Stunde, vielleicht sogar noch länger, warten muss, bevor ich, wenn überhaupt, eine neue Chance zum Einschlafen bekomme. Ich darf mir meinen Frust nicht anmerken lassen. Mein kleiner Sohn, halb im Schlaf, will beruhigt werden, um weiterschlafen zu können. Er merkt, wenn ich wütend oder gestresst bin, und wacht dann erst recht auf. Und dann dauert es noch länger, ihn zum Einschlafen zu bringen. Ich stehe über sein Bett gebeugt und streichele seinen Nacken, bis er sich beruhigt hat. Bald höre ich seinen schweren Atem – nun schläft er tief.

Ich gehe in unser Schlafzimmer und greife mir eine Bettdecke. Line wacht auf und schaut mich an.

»Wo willst du denn hin?«

»Die Kinder haben mich aufgeweckt. Ich lege mich aufs Sofa.«

Ich gehe ins Wohnzimmer, um mir einen Film anzuschauen, und suche mir einen raus, der interessant genug ist, damit ich dranbleibe, aber auch wieder nicht zu aufregend. Und dann haue ich mich aufs Sofa. Um zwei werde ich aus meinem Tiefschlaf gerissen – dieses Mal ist es die Fünfjährige, die wieder einen ihrer nächtlichen Anfälle hat. Ich gehe rasch zu ihr, bevor sie noch die anderen aufweckt, bin aber nicht schnell genug: Line ist auch schon von ihren Schreien aufgewacht. Das Einzige, was normalerweise funktioniert, ist, ihr das iPad zu geben, damit sie sich einen Film anschauen kann, bis sie sich wieder beruhigt hat. Eine halbe Stunde später können wir den Film ausmachen und sie bitten, die Augen zuzumachen. Nun schläft sie wieder und jetzt ist es zwanzig vor vier. Kaum zu glauben, aber ich schlafe noch einmal auf dem Sofa ein, bevor ich wieder von einem kurzen lauten Gejammer eines der Kinder geweckt werde. Ich schaue auf meine Armbanduhr – es ist halb fünf –, mache einen neuen Film an und schlafe noch ein bisschen, bis unser Sohn um sechs aufwacht und aufstehen will. Er ist müde und schlecht gelaunt, denn er hat zu wenig geschlafen. Auch wenn ich mich neben ihn lege, kann er nicht wieder einschlafen. Er jammert und will aufstehen; er ist noch zu klein, um zu verstehen, dass er müde ist, weil er zu wenig geschlafen hat. Also heißt es: Aufstehen und den Tag in Angriff nehmen, mit allem, was er mit sich bringt.

2

Wenn meine Schlafstörungen, sagen wir mal, die Westfront wären, dann wären die Kinder die Ostfront. Das Territorium, das ich versuche zu verteidigen – mein eigener Schlaf –, schrumpft ständig. Das Allererste, über das ich mir Sorgen machte, als ich erfuhr, dass wir schwanger waren, war das mit dem Schlaf, das heißt mit meinem Schlaf – nicht dem von Line oder dem Kind. Mit einem Neugeborenen im Haus, das nachts schrie und tagsüber schlief, würden meine Versuche zu schlafen noch schwieriger werden. Vor was ich mich wirklich fürchtete, waren alle Veränderungen, die mit dem Kind notwendig werden würden. Zu jenem Zeitpunkt hatte ich bereits seit zehn Jahren Schlafprobleme. Ich schlief nicht, sowohl vor dem Tag als auch vor der Nacht hatte ich Angst und fühlte, dass ich nie Kontrolle genug hatte, um einfach mal die Augen zumachen zu können und mich zu entspannen. Die Suche nach dem Schlaf ist für mich immer eng verbunden mit der Suche nach dem Vorhersehbaren. Der Schlaflose wartet nur darauf, dass die Katastrophe eintrifft. Immer dann, wenn ich in bestimmten Augenblicken im Leben den Boden unter den Füßen zu verlieren glaube, geht mir auch der Schlaf abhanden. Eine neue Arbeit, ein neuer Wohnort, Konzerte, Autorenlesungen lassen mich wach liegen. Erst als alles in meinem Leben seinen Platz gefunden hatte, konnte ich auch wieder schlafen. Und jedes Mal, wenn ich etwas Neues anfing, dachte ich: *Das funktioniert nie! Ich kann ja nachts nicht schlafen und habe schon genug um die Ohren. Das kriege ich nicht auf die Reihe.* (Die wichtigste Aufgabe eines Schlaflosen ist es ja gerade, sich selbst davon zu überzeugen, dass der Schlaf bei der ganzen Sache leiden wird.)

Je größer Lines Bauch wurde, desto weniger drehte sich alles um mich und meine Schlafstörungen. Line hatte schon genug damit zu tun, nur zur Arbeit zu kommen und wieder zurück. Ihre

Gedanken waren auf die Geburt und die Zeit danach mit dem Kind ausgerichtet. Sie hatte weder Zeit für meine Neurosen noch dafür, mich abends zu beruhigen oder mich morgens zu fragen, wie ich geschlafen hätte. Nun brauchte sie einen Mann, der einfach da war und der – egal ob ausgeschlafen oder nicht – *funktionierte*.

Negative Gefühle, ob nun kleine Sorgen oder tiefe Ängste, sind von Aufmerksamkeit abhängig. Niemand hatte Zeit für meine Ängste bezüglich des Schlafes – noch nicht einmal ich selbst. Und nun schien der Teufelskreis gebrochen. Anfangs schlief ich noch genauso schlecht wie immer, doch wenn der Morgen kam, schüttelte ich das Ganze ab und startete in den Tag. Ich hatte eine hochschwangere Frau – wer hatte schon Zeit, mir zuzuhören, wenn es um meine Schlafstörungen ging?

Als unsere Tochter geboren wurde, war ich das erste Mal in meinem erwachsenen Leben ganz außer mir. Es drehte sich nicht länger alles nur um mich; nun war ich für jemand anderen verantwortlich. Den Teufelskreis – meine Bedürfnisse, meine Ängste – in dem meine Gedanken gefangen waren, gab es nun nicht mehr. Der Angst, nicht schlafen zu können, wurde keine Aufmerksamkeit mehr geschenkt.

Wir kamen mit unserem ersten Kind nach Hause, es wurde gefüttert und dann in die Wiege gelegt, die wir ins Wohnzimmer gestellt hatten. Ich schlich im Haus umher, um Mutter und Kind nicht aufzuwecken. Alles drehte sich jetzt nur um die Grundbedürfnisse der beiden: Essen und Schlafen. Es ging nicht um mein Essen oder um meinen eigenen Schlaf. Diese ersten Wochen und Monate mit einem Neugeborenen zu Hause schlief ich besser als die vielen Jahre davor. Um die Katze, die um mich herumstrich, kümmerte ich mich nicht; mir war egal, ob sie sich auf meinen Schoß legen würde oder nicht, ich hatte Besseres zu tun. Die Taube neben meiner Hand konnte meinetwegen wegflattern oder dableiben – ich hatte jetzt keine Zeit. Meine Selbstwahrnehmung, die bis dahin alles gesteuert hatte, verschwand fast vollständig. Der ironische Prozess der mentalen Kontrolle wurde gestoppt, der Teufelskreis gebrochen. Die Katze legte sich auf meinen Schoß, die Taube blieb neben meiner Hand sitzen. Ich konnte schlafen.

3

I sleep like a baby, I'm up every two hours, sagt der schlaflose amerikanische Komiker Billy Crystal. Wir denken an den Schlaf von Kindern als ein Symbol für einen langen und friedlichen Schlaf, doch die Wahrheit ist das genaue Gegenteil: Säuglinge sind unbändig, wenn es um den Schlaf geht – sie müssen wie wilde Pferde erst gezähmt und an das Schlafmuster der Gesellschaft, in die sie hineingeboren wurden, gewöhnt werden. Nichts stört das etablierte Schlafmuster von Erwachsenen mehr als ein Säugling im Haus.

Und dennoch ist in der letzten Woche vor unserer Geburt der Anteil der REM-Phase am Schlaf am allergrößten und erreicht später nie wieder dieses Niveau.[45] In unserem Leben bekommen wir als Teenager den allermeisten Tiefschlaf, der danach nur noch abnimmt. Um die 30 ist der Tiefschlaf spürbar geringer als früher. Der Tiefschlaf selbst ist auch nicht mehr so tief. Noch vor Erreichen des 50. Lebensjahres haben wir 60–70% des Tiefschlafs, den wir als Teenager hatten, eingebüßt. Und beim Erreichen des 70. Lebensjahres sind es gar 80–90%. Das bedeutet nicht, dass wir weniger Schlaf *brauchen*, sondern nur, dass es schwieriger wird, genug zu bekommen.

Als Neugeborene haben wir noch keinen Tag-Nacht-Rhythmus; erst nach dem ersten Lebensjahr ist die biologische Uhr voll entwickelt und wir beginnen, uns nach dem Licht und dem

Tagesablauf auszurichten. Im Alter von vier Jahren können wir uns den ganzen Tag lang wach halten und die Nacht durchschlafen. Der Tag-Nacht-Rhythmus wird jedoch noch mehrmals verrückt, bevor man das Erwachsenenalter erreicht hat. Der Tag-Nacht-Rhythmus des Kindes liegt vor dem der Erwachsenen – Kinder schlafen früher ein und wachen auch früher wieder auf. Bei Teenagern ändert sich das wieder: Ihr Tag-Nacht-Rhythmus hinkt einige Stunden hinter einem normalen Rhythmus hinterher. Teenies, die nachts auf sind und Schwierigkeiten haben, morgens hochzukommen, befinden sich faktisch in der Gewalt ihrer Gene. Walker hat eine Theorie, die besagt, dass der verzögerte Ablauf des normalen Tag-Nacht-Rhythmus ein Mittel sei, das den Teenagern hilft, sich von den Erwachsenen loszureißen, indem es ihnen erlaubt, ein paar Stunden in ihrer eigenen oder der Gesellschaft anderer Teenager zu verbringen.[46] Mein zweijähriger Sohn wird, wenn er sich denn normal entwickelt, je älter er wird, umso mehr durchgehend schlafen. Heute will er noch um sechs Uhr aufstehen, aber in zehn bis zwölf Jahren werden wir es nicht schaffen, ihn morgens aus dem Bett zu kriegen. Er wird, wie alle anderen Teenager, nachts aufbleiben und den Tag verschlafen. Und dann wird er in die Gesellschaft der Erwachsenen aufgenommen und soll arbeiten. Der Tag-Nacht-Rhythmus verschiebt sich schon wieder, dieses Mal nach hinten: Morgens aufzustehen fällt ihm leichter, und er wird abends früher müde. Und später in seinem Leben, falls er dann eine Familie gründet, wird er diesen Tag-Nacht-Rhythmus wieder selbst ändern müssen und morgens um fünf aufstehen, um mit seinen Kindern *Peppa Wutz*-Zeichentrickfilme zu schauen. Mit zunehmendem Alter wird er dann immer weniger Tiefschlaf haben und den Schlafmustern folgen, die alle anderen Menschen normalerweise im Leben durchlaufen.

Das hoffe ich jedenfalls.

Mein schlechter Schlaf erhöht das Risiko, dass auch meine Kinder schlecht schlafen. Insomnie kann vererbt werden: Das betrifft schätzungsweise 28–45% aller Schlaflosen.[47] In einem solchen Fall kann die Schlaflosigkeit latent vorhanden sein und vielleicht, so wie bei mir, erst im erwachsenen Alter zutage treten. Schon jetzt suche ich nach Anzeichen – ob sie schnell einschlafen oder ob es lange dauert, ob sie tief schlafen oder nur leicht. Wie viel schlafen sie im Laufe von 24 Stunden? Ist das normal?

Um auf meine Fragen eine Antwort zu finden, muss ich auch zurückblicken. Wenn das, woran ich leide, erblich bedingt ist, von wem habe ich es dann?

4

Über Schlaf hat man, als ich Kind war, nicht gesprochen. Ganz einfach, weil wir genug geschlafen haben. Um mich herum gab es Erwachsene, die schliefen, und ich habe schnell gelernt zu respektieren, wenn jemand gerade schlief. Ich erinnere mich an den Nachmittagsschlaf meiner Großeltern: Nach dem Mittagessen legten sie sich auf die Sofas in ihren jeweiligen Zimmern – Großmutter auf das grüne Plüschsofa im Wohnzimmer, Großvater auf seins im Kaminzimmer. Und dann musste man ruhig sein. Ich bekam Kissen und eine Decke, die ich auf dem Boden zwischen den beiden Zimmern ausbreitete, und von dort konnte ich dann dem Schnarchen und dem Ticken der Wanduhr im Flur lauschen. Es konnte passieren, dass auch ich einnickte, nur für einen Moment, doch das reichte schon, um in etwas anderes einzutauchen, wie man das bei einem Nickerchen so macht. Und dann erwachte das Haus wieder, wenn die Nachrichten im Fernsehen kamen. Meine Großmutter machte das Licht an, setzte den Kaffee auf und holte die Kekse raus. Großmutter war eine gesprächige, agile Frau, die sich um alle um sich herum fürsorglich kümmerte. Sie hatte ein sorgloses Wesen, und auch, wenn ich in meiner Kindheit nicht darüber nachdachte, bin ich nun davon überzeugt, dass sie, genau wie ihr Sohn, mein Vater also, ein Mensch war, der nachts gut schlafen konnte. Niemand hat einen besseren Schlaf und kann länger schlafen als mein Vater. Er kann morgens lange ausschlafen, mittags eine Stunde Mittagsschlaf halten und abends früh ins Bett gehen. Mein Großvater väterlicherseits war derjenige von meinen Großeltern, mit dem ich am meisten Zeit verbracht habe. Er machte sich mehr Sorgen. Er konnte anscheinend nichts auf die leichte Schulter nehmen, er dachte immer an alle und an alles. Als ich einmal im Krankenhaus war und man mir die Fäden nach einer Blinddarm-OP ziehen sollte, stand er an meinem Bett und weinte zusammen mit mir. Manchmal, wenn ich bei den beiden übernachtete, schlief er im Doppelstockbett unter mir und wir plauderten oft noch vor dem Einschlafen.

»Hast du Hunger?«, konnte er fragen.

»Nein«, sagte ich dann.

»Gut. Es ist nämlich schwer, mit knurrendem Magen einzuschlafen.«

Er schenkte mir einen Wecker, denn den brauchte ich, wenn ich denn morgens hochkommen sollte. Das war ein riesiges, altmodisches Ding aus bronzefarbenem Metall mit zwei großen Glocken und einem Klöppel dazwischen, die das ganze Haus aufweckten, wenn sie zu klingeln begannen. Der Wecker tickte laut, viel zu laut. Sehr oft musste ich ihn nachts in den Schrank legen und noch Kleidung obendrauf, um schlafen zu können, sonst hätte mich das Ticken wach gehalten. Wenn ich darauf wartete, dass er klingeln sollte, schien es, als ob das Ticken immer lauter würde.

Ob Großvater nachts gut schlief, weiß ich nicht – ich habe ihn nie gefragt. Wenn man ein Kind ist, ist Schlaf etwas, in das man mit Leichtigkeit eintaucht und aus dem man auch wieder auftaucht, ohne darüber nachdenken zu müssen. Mein anderer Großvater, der Vater meiner Mutter, machte seinen Mittagsschlaf in einem Sessel, der in der Wohnzimmerecke stand – mit der Zeitung auf dem Schoß. Plötzlich saß er einfach da und schnarchte. Meine andere Großmutter, also die Mutter meiner Mutter, war eine dürre, fast durchsichtige Frau und zweifelsohne die Nervöseste von allen vier Großeltern. Ob sie wohl nachts gut schlief? Meine beiden Onkels waren, als sie in ihren Zwanzigern waren und ich noch ein kleiner Junge, noch nicht verheiratet und an den Samstagen und Sonntagen schliefen sie morgens immer aus. Wir kamen zum Mittagessen, meine Großmutter kochte Kartoffeln und oben im Dachgeschoss schlief Onkel Øyvind immer noch. Er aß sein Mittagessen im Schlafanzug!

Und wenn ich nur an all die Nächte denke, die ich als Kind woanders geschlafen habe! In meinem Doppelstockbett zu Hause schlief ich oben und mein Bruder unten. Später bekam ich dann ein eigenes Zimmer, in dem ich auf einem Schlafsofa mit Zebrastreifen schlief. An den Morgen, an denen ich die Kraft dazu hatte, zog ich die große Schublade raus, in die ich Bettdecke, Kissen und Laken stopfte, bevor ich sie wieder zuknallte und die drei Kissen mit dem Zebramuster an ihren gewohnten Platz legte. Bei meinen Großeltern väterlicherseits schlief ich auch oben im Doppelstockbett, in dem schon mein Vater und sein Bruder als Kinder geschlafen hatten. Über dem Bett hing ein Poster mit dem Tower of London und Zeichnungen der Beefeaters, die ich vor dem Einschlafen und kurz nach dem Aufwachen betrachten konnte. Bei meinen Großeltern mütterlicherseits schlief ich in den ersten Jahren auf einer Matratze am Fußende ihres Ehebetts, später in einem eingebauten Kojenbett in Onkel Øyvinds ehemaligem Kinderzimmer im Dachgeschoss, mit Postern von Pink Floyd, Genesis und Deep Purple an den Wänden. Wenn wir mit dem Auto im Urlaub gen Süden fuhren, verwandelte unser Vater die Rückbank mithilfe von

Gartenkissen und Decken in ein großes Bett. Das war offensichtlich in Zeiten, in denen sich Eltern noch nicht so sehr um die Sicherheit ihrer Kinder im Auto sorgen mussten, denn da lagen mein Bruder und ich und schliefen auf dem Weg durch Nordeuropa in den Süden. Ab und zu hielten wir unterwegs an, um Freunde unserer Eltern zu besuchen. Wir trafen dann immer erst spät nachts dort ein und wir Jungs wurden, halb im Schlaf, aus dem Auto getragen und auf eine fremde Matratze in einem fremden Wohnzimmer gelegt. Wenn ich mit meinen Großeltern väterlicherseits auf Campingurlaub nach Hamar oder nach Schweden fuhr, verbrachte ich meine Nächte in einem Kojenbett im Campingwagen, wo, wenn ich im Bett lag, der Abstand zwischen meiner Nase und der Decke nur einige Zentimeter betrug. Bevor ich einschlief, lag ich dann dort oben und schaute runter auf das, was unter mir in dem engen Campingwagen so vor sich ging: Großmutter und Großvater schauten im Fernsehen schwedische Nachrichten oder Boxkämpfe. Morgens wachte ich dann immer schweißgebadet auf, denn der kleine Raum, in dem ich die Nacht verbracht hatte, wurde, sobald die Sonne aufs Dach knallte, zu einem Backofen. Im Sommer konnten wir auch im Garten hinter dem Haus ein Zelt aufstellen und wir durften dann auch darin übernachten – zuerst nur mein Bruder und ich, dann gemeinsam mit Freunden. Wir schleppten unsere Schlafmatten, Schlafsäcke, Kartoffelchips, etwas zu trinken, Taschenlampen und Comic-Hefte mit und lagen dann bis spät nachts wach. Diese ersten Nächte gemeinsam mit Freunden sind meine ersten Erinnerungen an schlaflose Nächte. Ich war immer der Letzte, der zur Ruhe kam, lag dann aber auch noch immer wach und mit der Nase direkt unter der feuchten Zeltplane und lauschte auf die Insekten draußen und auf den schweren Atem aus den Schlafsäcken um mich herum.

Nachdem meine Eltern sich haben scheiden lassen, hatte ich dann zwei Zimmer und zwei verschiedene Betten. Zuerst schliefen mein Bruder und ich in einem Kojenbett im selben Zimmer wie unser Vater, dann bekamen wir in einer größeren Wohnung jeder unser eigenes Zimmer. Schließlich zog ich zu unserem Vater, in ein neues Haus an einem Berghang über dem Ellingsøy-Fjord. Ich bekam im Dachgeschoss ein großes Zimmer mit einer Dachgaube, ich schlief auf einem blauen Schlafsofa und in den Herbstnächten peitschte der Regen gegen das Dachfenster und der Wind pfiff um die Wände neben dem Bett.

Als Kind war ich mehrmals länger im Krankenhaus, zuerst mit einer Blinddarmentzündung, später dann wegen einer Darmverschlingung. Als ich das letzte Mal im Krankenhaus war, lag ich auf der Isolierstation, was bedeutete, dass ich ganz allein in einem kahlen Zimmer sein musste und alle meine Besucher volle Schutzkleidung und Masken anzulegen hatten. Nachts durfte niemand zu mir. Meine Mutter war normalerweise abends da, aber dann musste auch sie gehen. Wenn ich am Fenster stand, konnte ich sie unten auf dem Parkplatz sehen und dann musste ich weinen. Ich erinnere mich auch noch an das Gefühl, frühmorgens von der Krankenschwester geweckt zu werden: Da musste ich aus dem Bett aufstehen und auf einem Stuhl sitzen, während die Bettwäsche gewechselt wurde. Ich war immer so müde, dass ich kaum die Augen offen halten konnte.

Meine Klasse fuhr in ein Schullandheim und in meinem Schlafsaal waren wir fünfzehn Jungen. Auch wenn ich nicht der Schlimmste war, so war ich doch immer in Aktion, wenn der Lehrer nachts wegen des Lärms zu uns reinkommen musste. Je müder ich wurde, desto aufgedrehter wurde ich. Wenn andere Jungen in der Nähe waren, unternahm ich alles Mögliche, nur um dazuzugehören. Es schien, als ob diese mangelnde soziale Unabhängigkeit deutlicher wurde, wenn ich mit anderen zusammen irgendwo übernachtete. Vielleicht, weil alles verstärkt wurde, wenn wir Kinder so dicht an dicht im Dunkeln uns selbst überlassen wurden.

Meine größte Angst war, außen vor gelassen zu werden. Kletterte jemand aus dem Bett, um Unfug zu treiben, war ich dabei oder stachelte ihn an. Einen blöden Witz – gern auf Kosten eines Schulkameraden – konnte ich zusammen mit den anderen die ganze Nacht über immer wieder strapazieren.

Als Dreizehnjähriger begann ich Alkohol zu trinken, erst trank ich das, was ich oder meine Freunde unseren Eltern abluchsen konnten, dann das, was wir ältere Jungen für uns besorgen ließen. Ich trank alles und ich trank viel: Als junger Teenager konnte ich im Laufe von ein paar Stunden zwölf Bier runterkippen. Das Ziel war die totale Bewusstlosigkeit durch Alkohol. Manchmal konnte ich bis zum nächsten Tag durchmachen, bis in die grau-blauen Morgenstunden hinein, in denen ich unten am Strand besoffen und glücklich auf einer Klippe hockte und darauf wartete, dass die Sonne hinter den Bergen auftauchte. Am darauffolgenden Tag zog ich mich erst, als es wieder dunkel wurde, richtig an, ging dann, um etwas zu essen, in die Küche und dann wieder nach oben auf mein Zimmer. Ich legte mich wieder hin, döste am nächsten Tag immer wieder ein, bis es Abend wurde, und dann fand ich keinen Schlaf mehr.

Als ich achtzehn war, wurde ich zum Militärdienst einberufen. Dieses ganze Jahr schlief ich in einem Sechs-Bett-Zimmer, oben in einem Doppelstockbett, so wie ich es in Kindertagen gewohnt war. Mit noch fünf anderen achtzehnjährigen Jungs, die redeten, lachten, schnarchten, stöhnten. Heutzutage wäre das für mich der reinste Albtraum. Der Tag begann um sechs Uhr und war dann ausgefüllt mit physischen Aktivitäten. Saß ich aber auch nur fünf Minuten still, wurde ich müde. Immer wenn es ging, legte ich mich wie ein guter Soldat hin und schlief – egal wann und wo. Das Zimmer konnte voller lärmender, Limo trinkender Rekruten sein, ich schlief und presste mich dabei gegen die Wand, um mich unsichtbar zu machen, damit mich die anderen nicht wecken würden.

In den acht Jahren meines Studiums, von denen ich sechs im westnorwegischen Bergen und zwei im nördlicher gelegenen Küstenstädtchen Volda zubrachte, war ich nicht Teil der normal arbeitenden Gesellschaft und hatte somit auch keinen normalen Tag-Nacht-Rhythmus. Ich befand mich in einer Art Vakuum, ohne jegliche Pflichten. Der zu bearbeitende Studienstoff, meine akademische Entwicklung und die Noten waren Begriffe, mit denen ich mich nur die letzten Wochen vor der jeweiligen Prüfung beschäftigte. In der übrigen Zeit lebte ich in totaler Freiheit, bis sie mich am Ende zu lähmen begann. Ich konnte zum Beispiel an einem Montag bis um zwei Uhr nachmittags im Bett bleiben, am Dienstag dann Party machen und den ganzen Mittwochabend über mit meiner Band üben. Oft lag ich dann ganz überdreht in meinem Bett, konnte nicht schlafen und wollte bloß immer weitermachen. Aber wenn sich der Schlaf dann endlich einstellte, schlief ich tief und lange.

In der Kindheit und Jugend ist das Leben ständig voller Veränderungen, etwas ist immer gerade zu Ende oder fängt erst wieder an. Eine neue Klassenstufe, eine neue Schule, neue Hobbys, ein neuer Ferienjob, Ferien. Und dann vielleicht Militär- oder Zivildienst, Studium und neue Jobs, neue Leute, die man trifft. Diese dichte Aufeinanderfolge von Umwälzungen so früh im Leben würde ich jetzt gar nicht mehr bewältigen können. Ich bin jetzt zu alt, zu sensibel und zu sehr abhängig von all dem, was man vorausplanen kann. In den Nächten, bevor ich etwas Neues angehen sollte – fast immer war das von Sonntag zu Montag –, lag ich normalerweise immer die ganze Nacht lang wach. Es spielte keine Rolle, ob ich mich graulte, weil ich um sechs Uhr früh wegen eines neuen Jobs – den ich eigentlich gar nicht wollte – in irgendein Warenlager musste, ob ich mich auf eine Urlaubsreise freute oder am nächsten Tag eine Prüfung hatte – egal was, ich lag wach. Und dann stand ich am Morgen auf und war ganz benommen und hatte einen heißen Kopf und ein sprudelndes Gefühl im Körper. Ich dachte aber nie, dass dieses die ganze Nacht hindurch Wachliegen eine Störung oder eine Krankheit sei. Das kam erst später.

Begann die Schlaflosigkeit erst ihre Schatten zu werfen, als ich ihr einen Namen gab und ihr einen Platz in meinem Leben zuwies? Kam die Krankheit erst mit der Diagnose? Das war ja einer der Gründe, warum ich erst einmal Angst hatte, zum Arzt zu gehen – dass ich, indem ich den Schlafstörungen meine Aufmerksamkeit schenkte, sie verstärken und größer werden ließ. Das ist der Fluch des reflektierenden Menschen: Je mehr ich in mich hineinhorche, desto größer die Pein.

Mein Gehirn ist wie ein bockiges Kind, das nicht hören will. Was macht man nur mit bockigen Kindern? Ein verantwortungsvoller Erwachsener macht weiter wie gehabt und sorgt dafür, dass sich das Kind nach ihm richtet. Was habe ich gemacht? Ich habe innegehalten und versucht, das bockige Kind zu verstehen, ich habe es analysiert, es untersucht und über das Kind *geschrieben*. Vielleicht habe ich mit meinen Versuchen, besser schlafen zu können, alles nur noch schlimmer gemacht?

In der zweiten Woche nach dem Urlaub werden die Nächte ruhiger. Unser Sohn wacht zwar immer noch jede Nacht gegen eins auf, aber auch wenn er uns jedes Mal aufweckt, so schläft er doch schnell wieder ein. Ich selbst liege wie auf einer Erbse und warte darauf, dass die Katastrophe über mich hereinbricht. Und dann eines Nachts, drei Wochen nach dem Urlaub, schlafen wir alle tief und fest und wachen am nächsten Morgen erst um halb acht auf. Alle sind friedlich und ausgeglichen. Ich fühle mich so erholt, dass der Brief, der nun endlich eingetroffen ist, mich gar nicht berührt. Nach über drei Monaten kommt eine Antwort auf die Überweisungsanfrage – eine typisch norwegische Praxis –

meines Hausarztes. »Ausgehend von den uns übermittelten Angaben«, steht da, »sind wir zu der Entscheidung gekommen, dass Sie auf weitere fachärztliche Untersuchungen oder Behandlungen im Rahmen eines erweiterten Gesundheitsangebots keinen Anspruch haben. Begründung: keine verfügbaren Behandlungsangebote.«

AUGUST. ALL DIE ANDEREN.

Über Akupunktur, Kriterien für Insomnie und wie der Schlaf im Zeitalter der Aufklärung aus der Mode kam und uns den Sessel bescherte.

1

Die U-Bahn ist voller Chinesen mit Selfiesticks. Ich frage mich, ob sie alle einen Jetlag haben oder ob sie vielleicht in ihrem jeweiligen Hotelzimmer irgendwo da in der Stadt gut geschlafen haben. Als ich aus der Bahn in die dunkle und kühle U-Bahnstation trete, komme ich ins Schwitzen. Als ich oben bin und aus dem Ausgang Egertorget heraustrete, beginne ich in der brütenden Hitze zu frieren. Mir ist, als gingen die hektischen Straßen der Stadt zum Angriff auf mich über: der Lärm der Straßenmusikanten, die Gespräche der Passanten, das Hupen eines Lkws, der sich durch die Menschenmassen in der Oberen Schlossstraße schiebt, das Sonnenlicht, das in den Augen brennt, der Spätsommergeruch von Mozzarella und staubiger Stadt. An Tagen wie diesem verstehe ich, wie viel mein Gehirn aushalten kann, wenn ich denn vorher genug geschlafen habe – nur einem Bruchteil von dem, was um mich herum geschieht, schenke ich meine Aufmerksamkeit. Und was den Rest betrifft, so signalisiert mein Gehirn: Damit brauchst du dich nicht zu belasten! Heute ist dem nicht so. Im Berufsverkehr, inmitten von vielen sich bewegenden Leuten und Fahrzeugen, setzt mein schlafloses Gehirn aus, kann die von allen Seiten auf mich einstürzenden Informationen nicht sortieren und betrachtet alles als gleich bedrohlich. Ich laufe und bin in ständiger Alarmbereitschaft, mein persönlicher Schutzradius dehnt sich aus und ich bin im Krieg mit allen, die mehr als fünf Meter in ihn eindringen. Hätte ich jetzt die Kinder dabei, dann wäre es ein

Albtraum, sich auch noch um sie kümmern zu müssen.Ich gehe am Eidsvoll-Platz vorbei und in Richtung Rathausplatz, in der Roald-Amundsen-Straße bleibe ich stehen und schaue mich um. Wie war noch mal die Adresse? Ich hole mein Handy raus und den Zettel mit der Adresse: Fridtjof-Nansen-Platz. Für uns Schlaflose mit geschwächten kognitiven Fähigkeiten ist diese Ansammlung von norwegischen Polarhelden verwirrend. Ich tippe die Adresse in die Karten-App des Handys, vergesse aber die Hausnummer und muss alles noch einmal tippen. Ohne Schlaf bin ich so vergesslich, dass es schon gefährlich wird: Ich verbummele im Supermarkt meinen Einkaufswagen, vergesse beim Anfahren, dass ich vorher Sachen aufs Autodach gelegt habe, verwende den Abflussreiniger schon wieder falsch und vergesse nachzuspülen.

Der blaue Punkt leuchtet auf der Karte, ich bin also ganz in der Nähe der Adresse. Ich blicke nach oben, setze einen Fuß vor den anderen und finde den Eingang neben dem Rathaus. Ich drücke die Klingel und lege dann das Ohr an die Tür, um das Summen des Türschlosses nicht zu verpassen. Ein paar Sekunden später dann das Summen, ich lehne mich gegen die Tür und drücke sie auf.

Das Wartezimmer und der Rest der Praxis wirken abgenutzt und altmodisch, weit entfernt von den sanften, hellen und sauber wirkenden Bildern auf der Internetseite, die auftauchte, nachdem ich die Stichworte *Schlafstörungen* und *Akupunktur* gegoogelt hatte. Die Werbung dieser Praxis, die Chiropraktik, Massagen, Physiotherapie, Osteopathie und Akupunktur anbietet, lautet: *Behandlungsergebnisse, die auf wissenschaftlichen Kenntnissen und klinischen Erfahrungen basieren!* Ich bin wegen der Akupunktur hier, nur weiß ich fast nichts darüber, nur dass man dabei Nadeln in den Körper sticht. Ich habe Angst vor Nadeln, das Ganze scheint so ein Eingriff und doch auch reine Willkür – so nach dem Motto: *Dann setzen wir mal eine Nadel hier!* Ich habe Angst, dass eine der Nadeln einen Nerv oder etwas anderes Wichtiges treffen könnte.

Hauptsache, man setzt keine in die Stirn!

Mein Name wird aufgerufen und eine Frau in krankenhausgrüner Kleidung steht in der Tür des Wartezimmers. Ich stehe auf und wir begrüßen uns. Gry – so heißt sie – führt mich in einen Raum mit einer Liege in der Mitte und einem Schreibtisch am Fenster. In einer Ecke steht ein Stuhl, auf den ich mich setze.

Zuerst ein Gespräch, dann die Nadeln.

»Würden Sie sagen, Sie sind warmblütig oder kaltblütig?«, fragt Gry.

»Wenn ich nicht geschlafen habe, dann friere und schwitze ich abwechselnd. Wenn ich gut geschlafen habe, wird mir schnell warm.«

»Trinken Sie Kaffee?«

»Ja, viel, aber nach dem Mittagessen keinen mehr.«

»Machen Sie Sport?«

»Ich versuche es, aber ich habe Probleme, feste Routinen aufzubauen. Hauptsächlich wegen der Schlafstörungen.«

»Wie würden Sie sich selbst beschreiben?«

Sich selbst Fremden gegenüber zu beschreiben ist wie Lotto spielen – man ist jedes Mal eine neue Person mit neuen Eigenschaften.

Ich überlege. »Vielleicht ein bisschen anstrengend. Sozial. Gesprächig – manchmal.«

»Grübeln Sie?«

»Eigentlich nicht. Oder doch. Aber auf keinen Fall, wenn ich schlafen will.«

Die Akupunkteurin nickt und lächelt. Sie lacht oft, wenn ich antworte, sie hat solch ein sprudelndes Wesen. Es fällt leicht, sich mit ihr zu unterhalten. Ihr Dialekt stammt irgendwo nördlich von meinem Heimatort, aus der Region Nordmøre oder Romsdal.

»Ich habe während des Studiums eine Spezialausbildung gemacht und finde das Ganze sehr interessant«, sagt sie.

»Sie haben sich auf Schlafstörungen spezialisiert? Auf der Akupunkturschule?«

Keine Ahnung, ob das die richtige Bezeichnung ist für ihre Ausbildungsstätte, aber sie nickt.

»Im Körper gibt es eine Zentrale, die zuständig ist für *fight or flight*, also kämpfen oder fliehen, und dann noch eine andere für das Gegenteil. Ich würde gern den Fokus auf diese beiden legen und versuchen, sie weiter voneinander wegzurücken. Auf diese Weise kann man in Ihrem Körper wieder ein Gleichgewicht herstellen.«

Sie steht auf.

»Jetzt können Sie Schuhe und Strümpfe ausziehen und sich auf die Liege legen.«

Ich lege mich hin, sie nimmt meinen linken Arm und misst den Puls. Dann bittet sie darum, meine Zunge sehen zu dürfen, die ich nur widerstrebend rausstrecke. Will sie die erste Nadel dort setzen? Sie beugt sich über mich und nimmt die Zunge zwischen zwei Finger, dann lässt sie wieder los.

»Gut. Ich wollte sie mir nur einmal kurz anschauen. Manche Menschen bekommen bei großer Unruhe rote Punkte auf der Zunge. Dann beginne ich jetzt mit den Nadeln.«

Mein ganzer Körper spannt sich an bei der Aussicht auf die erste Nadel. Aber angespannte Muskeln machen das Ganze sicher noch schmerzhafter, denke ich. Gry steht an meinem Kopfende und beugt sich von hinten über mich. Sie setzt eine Nadel direkt in meine Stirn – ein kurzer, heißer Stich und dann sitzt sie. Sie setzt auch eine in die Kopfhaut und bewegt sich dann den Körper entlang nach unten: eine in jede Hand – zwischen Daumen und Zeigefinger – und jeweils drei in jeden Fuß.

»Spüren Sie das?«, fragt sie. »Normalerweise tut es mehr weh, je weiter weg man sich vom Körpermittelpunkt bewegt.«

»Die in der Stirn ist am schlimmsten.«

»Interessant!«

Als alle Nadeln gesetzt sind und ich so daliege, fragt sie, ob ich eine Decke wolle. Ich lehne ab, obwohl mir kalt ist. Ich habe Angst, dass die Decke die Nadeln noch weiter in den Körper drücken würde. Gry fragt, ob ich gern Musik hätte, und ich bejahe. Sie sagt, es sei gut, sich auf etwas zu fokussieren, und legt Musik auf, auf die man sich unmöglich fokussieren kann. Dann geht sie aus dem Raum und ich liege da ganz allein und starre hoch auf den Ventilator an der Decke. Die Musik ist leise und ich kann alles hören, was um mich herum geschieht: ein Gespräch zwischen zwei Männern im nächsten Raum, das Klingeln eines Telefons, der vorbeibrausende Verkehr vor dem Gebäude. Die ersten Minuten lang liege ich einfach nur da und versuche herauszufinden, wie sich die Nadeln anfühlen. Ich hebe vorsichtig den rechten Arm, um mir diesen Fremdkörper, der da aus meinem Fleisch ragt, anzuschauen. Wofür sollen diese Nadeln gut sein? Ich weiß lediglich, dass es eine alte chinesische Behandlungsmethode ist, bei der man Nadeln in bestimmte Punkte am Körper sticht, um Krankheiten zu heilen und die Gesundheit zu fördern. Inwiefern das funktioniert oder ob es einfach nur Jux ist, darüber streiten sich die Geister. Das begriff ich, als ich den norwegischen Wikipedia-Artikel über Akupunktur las: Sogar *der Artikel selbst* ist umstritten, kommentiert einer der Administratoren. Aber solange die Akupunkteurin mir eine Behandlung für meine Schlafstörungen verspricht, bin ich dabei. Einfach nur durchhalten, denke ich. In einer halben Stunde werden die Nadeln entfernt und ich bin raus aus der Praxis. Und ich brauche auch nicht wieder zurückzukommen.

Gry kommt herein.

»Kommen Sie zur Ruhe?«

»Ja, jetzt merke ich etwas.«

Ich muss fremden Leuten immer die Antwort geben, die sie hören wollen, aber dieses Mal stimmt es: Ich spüre die Ruhe.

»Schon merkwürdig, wie man mit so vielen Nadeln im Körper zur Ruhe kommen kann«, lacht Gry und geht wieder hinaus.

Um nichts in der Welt werde ich jetzt schlafen, denke ich und merke, wie ich müde werde. Das ist genauso wie Daniel Wegners Experiment mit der Marschmusik. Wenn ich schlafen *soll*, dann ist die Wahrscheinlichkeit, dass es mir gelingt, sehr gering. Wenn ich schlafen *muss*, sogar unmöglich. Doch der innere Druck kann auch entgegengesetzt wirken und mein Gehirn reagiert wieder mal wie ein bockiger Vierjähriger: *Du darfst jetzt nicht schlafen, verstanden?* Genau wie jetzt in dieser fremden Praxis am Rathausplatz, mit zehn Akupunkturnadeln im Körper und einem Song von Enya im Hintergrund, der nie richtig in Gang kommen will.

Bjorvatn schreibt über einen Patienten mit Insomnie, einen jungen Studenten, der jede Nacht mehrere Stunden lang wach liegt, bevor er eindöst.[48] Er selbst meint, dass seine Schlafstörungen auf die Scheidung seiner Eltern zurückzuführen seien. Da war er dreizehn und hatte wach liegen und sich den Streit und Lärm anhören müssen. Bevor es nicht still wurde im Haus, hatte er nie schlafen können. Auf die Frage seines Arztes hin, wann er denn das letzte Mal eine Nacht lang gut geschlafen hätte, berichtet er von einer Klettertour mit Freunden. Noch bevor sie den Gipfel erreicht hatten, war die Nacht hereingebrochen und sie waren gezwungen, sich für diese Nacht an der Felswand zu sichern. Dort hängend, in einer unbequemen Stellung, hatte er so gut geschlafen wie lange nicht mehr.

Ich wache auf, weil die Tür geöffnet wird. Die Akupunkteurin nimmt meine linke Hand und drückt sie. Ich komme zu mir – es ist, als ob ich an die Oberfläche, zum Sauerstoff und zum Licht steige. Ich erwache aus dem Schlaf und lasse gleichzeitig die Schlaflosigkeit hinter mir. Mein Körper ist warm, tut aber nicht weh, mein Kopf ist klar. Ich hatte nur ein paar Minuten Schlaf gebraucht.

»Haben Sie geschlafen?«

»Ich glaube schon.«

Warum antworte ich nicht einfach mit Ja? Ist mein Bedürfnis, den Schlaf komplizierter zu machen, als er ist, Teil meines Problems? Oder hat es damit zu tun, dass ich Angst habe, einzugestehen, dass die Akupunkturbehandlung den Effekt hat, den ich mir gewünscht hatte?

Ich ziehe mich an und die Akupunkteurin setzt sich wieder an ihren Computer. Sie sagt, sie wolle mir eine Mail mit Ernährungstipps und Lebensmitteln schicken, die gut wären für einen besseren Schlaf.

»Dann gebe ich Ihnen einen neuen Termin für nächsten Dienstag. Es ist wichtig, die Behandlung weiterzuführen, um einen positiven Effekt zu erzielen. Am besten wären in der kommenden Zeit zwei Termine pro Woche.«

Sie schaut mich an und lächelt.

»Okay!«, sage ich.

Zwei Tage später brate ich Würstchen und püriere daneben die Kartoffeln, als eine Mail von Gry kommt. Überschrift: »Tipps und Ratschläge«. Und dann: »Lebensmittel, die für Sie und Ihre Situation geeignet sind: Gurke, Brokkoli, Erbsen, Kohl, Stangensellerie (besonders gut für den Schlaf), Fisch und Meeresfrüchte (besonders Schalentiere und Tintenfisch), Lamm, Fenchel, Sesam, Sonnenblumenkörner, Weizen, Safran, Thymian, Weintrauben und Wassermelone.«

Ich schaue mir das Essen an, das ich gerade zubereite: die glänzenden Würstchen, die ich in der Pfanne hin und her schiebe, das weiß-gelbe Kartoffelpüree mit den goldenen Butterstückchen, die ich gerade einrühren wollte. Ketchup und Senf habe ich eben auf den Tisch gestellt. Nicht gerade die gesündeste Mahlzeit der Welt, aber die ganze Familie würde sich satt essen können.

Sollte ich in Zukunft die Würstchen weglassen und von jetzt ab Tintenfisch und Sellerie essen? Und was ist mit dem Rest der Familie? Sollen die dasselbe essen wie ich?

Wie weit soll ich noch gehen?

Nach dem Essen sage ich den nächsten Akupunkturtermin ab. Stattdessen schicke ich einem Freund eine SMS: *Was macht dein Schlaf?*

Er antwortet umgehend: *Besser.*

2

Njål ist der einzige andere schlaflose Mensch, den ich kenne. Wir haben zusammen gewohnt und studiert, noch bevor sich einige Jahre später meine Schlafstörungen voll entfalten sollten. Fast jeden Abend bis spät in die Nacht wurde getrunken und Party gemacht. Das war zu einer Zeit, in der man nicht leicht unterscheiden konnte, ob jemand nicht schlafen *wollte* oder nicht *konnte*. Ich erfuhr erst von Njåls Problemen, als ihn seine Eltern einmal bei mir abholten. Er schlief nachts dermaßen schlecht, dass er eine Schlafkur antreten sollte, und das war in unserer WG in Volda, wo immer Party angesagt war, nicht möglich. Für mich sah das Ganze schlimmer aus, als es eigentlich war. Njål hätte meinetwegen auch in die Klapse gebracht werden können; die Frage war doch: Was war *eigentlich* los mit ihm? Zwei Jahre später fing ich an, nachts wach zu liegen.

Ich frage Njål, ob wir uns auf ein Bier treffen und über die Schlafstörungen sprechen wollen. Wir wissen, dass wir beide unter Insomnie leiden, haben aber nie so viel darüber geredet und schon gar nicht nur unter uns. Wir sind beide Westnorweger – zusammenzuhocken und Krankengeschichten auszutauschen entspricht nicht unserer Natur. Aber jetzt will ich es wissen. Wie hat das bei Njål angefangen? Wie geht es ihm heute? Was hat er gemacht, um gesund zu werden? Und diese Schlafkur damals vor sechzehn Jahren – was war das eigentlich? Sollte ich das auch einmal ausprobieren?

Njål schlägt vor, sich an einem Freitag oder Samstag auf ein Bier zu treffen. Alkohol hält ihn wach und er braucht danach immer einen freien Tag, um sich wieder einzukriegen. Endlich kann ich mich mit jemandem verabreden, der wie ich wegen seiner Schlaflosigkeit Prioritäten setzen muss. Ein Bier geht, aber trinke ich mehr, dann bleibe ich wahrscheinlich die ganze Nacht lang wach. Es gibt einen Grund, warum die meisten Alkoholiker unter Schlaflosigkeit leiden: Alkohol beruhigt zunächst und kann helfen einzuschlafen. Wenn aber der Alkohol im Blut weniger wird, setzt der gegenteilige Effekt ein. Der Puls geht hoch, man bekommt weniger REM-Schlaf als gewohnt, der Schlaf wird insgesamt oberflächlicher und wird öfter unterbrochen. Wenn man denn Schlaf findet, kann einem der Alkohol am Ende der Nacht unruhige Träume und Albträume bescheren. Und als ob das noch nicht genug wäre: Alkohol wirkt entspannend auf die Muskelaktivität im Rachen, was wiederum Schnarchen, Atemaussetzer und noch mehr unterbrochenen Schlaf zur Folge hat. Meine Lösung ist, entweder bis zur Betäubung zu trinken und so den Rückzug um viele Stunden zu verzögern, damit ich, wenn ich denn einschlafe, erst wieder wenn es dämmert aufwache, oder ganz einfach zu akzeptieren, dass eine schlaflose Nacht vor mir liegt. Das ist dann einfach der Preis, den ich für mein soziales Leben bezahlen muss. Schon oft habe ich mit einem Freund zusammengesessen, der dann für uns noch eine zweite Runde Bier bestellen wollte, was, wie ich weiß, mich meinen Nachtschlaf kosten würde. Und viel zu oft habe ich mich dann für das Bier statt für den Schlaf entschieden. Dabei geht es mir nicht um den Alkohol an sich, sondern um den Versuch, normal leben zu können.

Als ich Freitagnachmittag auf Njål warte, bekomme ich eine SMS: *Bin etwas verspätet, habe verschlafen.* Ein Witz unter Schlaflosen. Dann kommt er rein, holt sich ein Bier und setzt sich zu mir. Wir beginnen, uns über persönliche Vorsichtsmaßnahmen auszutauschen: Weder er noch ich trinken ab einer gewissen Uhrzeit nachmittags Kaffee. Beide müssen wir bestimmte Sachen die letzten Stunden vor dem Schlafengehen vermeiden, weil sie uns zu sehr aufregen. Njål kann sich keine Komödien anschauen, ich keine Horrorfilme. Er kann nur mit Ohrstöpseln schlafen. Und: Er kann nicht schlafen, wenn er das Bett mit jemandem teilen muss. Diese letzte Maßnahme will er jetzt aber überdenken, denn er hat eine neue Freundin und es sieht so aus, als ob es zum allerersten Mal funktioniert, zu zweit in einem Bett zu schlafen.

In meinem Leben gibt es eine deutliche Unterscheidung zwischen der Zeit bevor die Insomnie einsetzte und der Zeit mit ihr. Njål hingegen hat schon *immer* unter Schlaflosigkeit leiden müssen. Das hatte begonnen, lange bevor er nach Volda zog. Er selbst wurde sich dessen bewusst, als er in der Mittelstufe war. Laut seiner Mutter hatte er aber bereits in der Grundschule Schlafstörungen. Am Gymnasium dann wurde alles zunehmend schwieriger, ohne dass man aber irgendwie versuchte, sein Problem zu lösen.

»Ich komme aus einer Arztfamilie«, sagt Njål, »und da wird man nicht krank. Erst als ich nach Volda kam, konnte ich mich meinem Problem stellen.«

»Aber was meinst du, womit fing alles an?«

Njål zuckt mit den Schultern. »Als ich zum Militärdienst eingezogen werden sollte, musste ich zur Psychologin, damit sie mich wegen meiner Schlafstörungen ausmustern konnten. Sie suchte auch nach einer Erklärung. Meine Schlafstörungen mussten einen Grund haben – das war ihr Gedanke. *Geht es Ihnen schlecht? Haben Sie keine Freunde? Was läuft falsch?* Aber ich konnte keinen Grund vorweisen, mir war es als Kind gut gegangen. Ich hatte keine Traumata aus der Kindheit.«

»Ich suche auch nach *der* einen Ursache«, sage ich.

Njål überlegt. »Dann muss es am Radio gelegen haben.«

»Am Radio?«

»Ich lag immer in meinem Bett und hörte *Revolvermagasinet* und *Borgulfsen*, diese Satireprogramme – du weißt schon. Und ich legte mich nie unter meine Bettdecke und dachte: *Jetzt entspannst du dich mal!* Das war ja die Zeit, in der ich fantasieren, denken und grübeln wollte.«

Njål erzählt, dass er neulich drei Wochen in New York gewesen sei und dort ziemlich schlecht geschlafen hätte. Sein Blick flackert etwas, er fährt sich mit der Hand ins Gesicht, während er spricht. Wir haben die gleiche nervöse Energie – zwei sensible, ambitiöse und schlaflose Westnorweger, die ungern über Gefühle, Ambitionen oder Schlaflosigkeit reden.

»Weißt du eigentlich, dass wir einen internen Tag-Nacht-Rhythmus haben, der es uns leichter macht, gen Westen als gen Osten zu reisen?«, frage ich. Ich habe in letzter Zeit so viel über Schlaf und Schlafstörungen gelesen, dass ich mich nicht zurückhalten kann. Aber Njål reagiert nicht.

»Das hatte nichts mit dem Jetlag zu tun«, sagt er. »Ich hatte ein Hotel und wenn ich im Hotel wohne, geht nichts mehr.«

»Wie bei mir!«

»Aber im Flugzeug kann ich schlafen.«

»Wie ein Baby. Im Flugzeug, im Zug, im Bus – überall da, wo ich eigentlich nicht schlafen sollte.«

»Vielleicht löst das Bett auch eine Art pawlowschen Reflex aus«, sagt Njål.

»Pawlows Hunden lief beim Anblick von Futter der Speichel«, sage ich. »Und wir sehen sozusagen das Futter und *können nicht* sabbern.« Ich frage ihn, wie das damals war, in Volda, als er nach Hause fuhr, um seine Schlafstörungen in den Griff zu bekommen. Was hat er dann gemacht?

»Mein Vater kannte einen Therapeuten, der mich behandeln wollte. Er verordnete mir eine Schlafkur.«

»Aber wie sah die aus?«

»Schlafentzug«, sagt Njål. »Das bedeutet, man darf nicht schlafen.«

»Man darf nicht schlafen?«

»Man darf schon schlafen, aber jede Nacht nur eine gewisse Anzahl von Stunden. Und dann musste ich noch vor solchen Lampen sitzen.«

»Hat das geholfen?«

»Ein bisschen.«

Mit einem anderen Insomniker zu sprechen macht es mir leichter, meine Schlaflosigkeit mit einem gewissen Abstand zu betrachten. Das allermeiste in Bezug auf Schlaflosigkeit handelt ja von Selbstbetrug, weil alles so wenig greifbar scheint, aber nun lichtet sich der Nebel. Ein Beispiel: Als Njål davon redet, wie schlecht er in New York geschlafen hätte, erinnere ich mich plötzlich daran, dass ich ja mit meiner Band auch dort gewesen war und wir Konzerte gegeben hatten. Wir wohnten acht Wochen lang mitten in der Stadt und ich konnte *nicht schlafen*. Das war viele Jahre bevor meine chronische Schlaflosigkeit einsetzte. Sowohl vor als auch nach der Reise schlief ich gut, egal, wo ich war, aber Manhattan wurde mir einfach zu viel. Ich erinnere mich, wie ich oben in einem Doppelstockbett des YMCAs in der 7th Avenue lag und an die Decke starrte – jede, aber auch jede Nacht.

Später am Abend gesellt sich Jörgen, ein gemeinsamer Bekannter, zu uns.

»Schlaflosigkeit«, seufzt er, als er hört, worüber wir reden, »ist gerade Mode.«

Njål und ich hören auf zu reden und schauen ihn an.

»Was meinst du damit?«

»Das ist jetzt gerade so ein Ding. Alle meinen, sie schlafen irgendwie schlecht«, sagt er weiter und fängt an, Leute aufzuzählen, die er kennt und die *behaupten*, sie schliefen schlecht. Njål und ich lachen und fragen Jørgen, wie gut *er* den schliefe.

»Jede Nacht zehn Stunden, zwölf bis dreizehn am Wochenende«, antwortet er. »Und dann schlafe ich nachmittags auch gern noch mal eine Stunde.«

Ich ziehe meinen Notizblock und einen Stift raus.

»Diese Namen«, sage ich, »kannst du die mir geben?«

3

Marilyn Monroe litt unter Insomnie und nahm regelmäßig Schlaftabletten. Napoleon war schlaflos, wenn er Stress hatte, was man wahrscheinlich oft hat, wenn man versucht, ganz Europa zu erobern. Auch Michael Jackson litt unter Insomnie. Zum Einschlafen benutzte er *Propofol*, am Ende dann zu viel davon, was ihn wiederum das Leben kostete. Abraham Lincoln versuchte, mit langen nächtlichen Spaziergängen gegen die Schlaflosigkeit anzukämpfen. Cary Grant hatte Schlafstörungen und stand mitten in der Nacht auf, um zu lesen. Benjamin Franklin versuchte Schlaf zu finden, indem er sich abwechselnd in zwei verschiedene Betten legte. Theodore Roosevelt trank Cognac mit Milch, um der Insomnie beizukommen. Die Schauspielerin Tallulah Bankhead bezahlte andere Leute dafür, ihre Hand zu halten, um schlafen zu können. Hätte Marcel Proust nicht unter Insomnie gelitten, dann hätte er vielleicht keine Bücher geschrieben. Vincent van Gogh war so verzweifelt, dass er Terpentin auf seine Matratze goss. *Sleep is for wimps – Schlaf ist für Weicheier* war das Motto der schlaflosen Margaret Thatcher. Charles Dickens wanderte des Nachts durch die Straßen Londons. Sir Isaac Newton schlief schlecht, Thomas A. Edison führte wegen seiner Schlafstörungen ein Schlafprotokoll. Mark Twain, Franz Kafka, Alexandre Dumas, Vladimir Nabokov konnten alle nicht schlafen, genauso wenig wie Patti Smith, Joni Mitchell und Madonna. Sogar Jimi Hendrix litt unter Insomnie. Der amerikanische Schriftsteller Chuck Palahniuk fantasiert normalerweise davon, jemanden zum Boxkampf herauszufordern – und dann zu verlieren –, um schlafen zu können. Der Komiker Groucho Marx litt unter Insomnie und erzählte diesen Witz: Was bekommt man, wenn man einen Schlaflosen mit einem Agnostiker und einem Typen mit Lese-Rechtschreib-Schwäche kreuzt? *Someone who stays up all night wondering if there is a Dog.*

Von 2001 bis 2011 stieg beispielsweise in Norwegen die Zahl der Erwachsenen, die unter Insomnie leiden, von 12 % auf 15,5 %.[49] Das bedeutet, dass es um die Jahrtausendwende über 413.000 Norweger mit Insomnie gab, wenn man die Bevölkerungszahlen des norwegischen Statistischen Zentralamts zugrunde legt. Zehn Jahre später war die Zahl bereits auf 590.000 gestiegen. Wie hoch die Zahl heute ist, wissen wir nicht, aber man kann davon ausgehen, dass sie noch viel höher liegt.

Insomnie kann alle treffen – nicht nur Prominente. Ganz im Gegenteil, Schlafstörungen treten in der sozialen Unterschicht häufiger auf als in den anderen Schichten der Bevölkerung. Pflichtbewusste, gewissenhafte und ambitiöse Menschen und solche, die sich leicht Sorgen machen, sind für Insomnie eher prädisponiert als andere. Der Mythos, der besagt, dass jemand mit einem guten Gewissen auch gut schläft, kann damit über Bord geworfen werden. Die, die *kein* Gewissen haben, schlafen am besten. Die Menschen, die Gutes wollen, die zu stark ausgeprägte empathische Veranlagungen haben, die verantwortungsbewusst sind und sich schnell Sorgen machen, haben eine höhere Disposition für Insomnie, meint der Schlafforscher Bjorn Bjorvatn. Walker schreibt: »Die zwei häufigsten Faktoren, die chronische Insomnie auslösen, sind psychologischer Art: 1) emotionale Unruhe oder Sorgen und 2) psychisches Unbehagen und Angst.«

20–30% aller Kinder zwischen sechs Monaten und zwei Jahren leiden unter Schlaflosigkeit, will man den Eltern glauben, die ja trotz allem die Einzigen sind, die das diagnostizieren können. Diese Zahl nimmt im Verlaufe der Kindheit ab, steigt aber unter Erwachsenen mit zunehmendem Alter. Mehr als die Hälfte aller verschreibungspflichtigen Schlafmittel werden von Patienten über 65 Jahren genommen. Es scheint auch, als ob es Frauen eher trifft als Männer – circa 1,3 Mal so viele Frauen wie Männer geben an, Schlafstörungen zu haben.

4

Kurz nachdem ich eines Vormittags das Haus verlassen habe, treffe ich auf einen alten Bekannten aus meiner Jugendzeit. Er steht halb in meiner Einfahrt und macht einen Hänger mit Zementsäcken los, als ich ihn entdecke. Wir erzählen uns voneinander, bringen uns rasch auf den neusten Stand und ich erfahre, dass er beim Nachbarn Trockenlegungsarbeiten ausführt, und er, dass ich ein Buch schreibe.

»Schlaflosigkeit?« Er lässt die Hängerkupplung los und zeigt mit dem Finger auf sich. »Habe ich seit Jahren!«

Wenn ich Leuten erzähle, dass ich nicht schlafen kann, reagieren sie nicht zuerst mit Schock oder Mitleid, sondern erzählen mir von anderen, die schlecht schlafen – einem Freund, einer Frau, einem Sohn, einem Kollegen. Oder sie leiden selbst unter Schlaflosigkeit.

Meine neue Offenheit in Bezug auf die Schlafstörungen hat meinen Nachtschlaf nicht befördert, sondern mir eine lange Liste über *andere* Schlaflose beschert. Nach und nach begreife ich, dass ich nicht nur Namen sammeln kann, sondern versuchen sollte, herauszubekommen, wer diese anderen Schlaflosen eigentlich sind.

Ich muss jedoch Vorbehalte anmelden, denn alle klagen ja über ihren Schlaf. Ich selbst habe mich an den Schlafmangel gewöhnt – eine Nacht mit nur drei Stunden Schlaf funktioniert für mich, aber für andere können »nur«sieben Stunden Schlaf schon einem Albtraum gleichen. Es ist schwierig, zu unterscheiden zwischen jemandem, der unter Insomnie leidet, und einem, der nur ab und zu schlecht schläft. Zum Glück gibt es nun einige etablierte Diagnosekriterien für Insomnie, auf die sich Schlafforscher bereits 2014 einigen konnten.[50]

Bevor die Diagnose Insomnie gestellt werden kann, müssen andere Ursachen für die Schlaflosigkeit ausgeschlossen werden. Wenn man krank ist oder große Schmerzen hat, fällt es schwer, nachts gut zu schlafen. Chronische Muskelschmerzen können im Tiefschlaf schnelle und langsame Gehirnaktivität durcheinandermischen. Der Delta-Schlaf funktioniert nicht so, wie er sollte, und der Patient wacht weniger ausgeruht auf als normalerweise. Stoffwechselerkrankungen führen zu weniger Tiefschlaf; häufiger Harndrang und Asthmaanfälle des Nachts sind andere offensichtliche Ursachen. Schlafstörungen, die auf solchen äußeren Ursachen basieren, nennt man *sekundäre* Insomnie.

Einige wenige Patienten haben eine sogenannte *idiopathische* Insomnie, die früh beginnt, meist schon in der Kindheit. Das sind Schlafstörungen, die nicht von solchen Lebensumständen wie Stress und Unruhe abhängen – man schläft schlecht, egal, was man unternimmt. Idiopathisch bedeutet ganz einfach *ohne Ursache*. Man geht davon aus, dass die Störung auf eine mangelnde Nervenkontrolle der Teile des Gehirns, die Schlaf und Wachzustand steuern, zurückzuführen ist.

Manche leiden unter *eingebildeter* Schlaflosigkeit, einer extremen Variante des Selbstbetrugs, den wir begehen, wenn wir glauben, dass wir viel schlechter geschlafen haben, als wir es tatsächlich getan haben. Eingebildete Schlaflose glauben, dass sie nicht genug schlafen, obwohl sie genug Schlaf bekommen. An die Wachphasen einer Nacht erinnert man sich, an die Schlafphasen nicht. Das ist nicht nur ein nächtliches Erleben, sondern man fühlt sich am nächsten Tag auch abgespannt und müde. Schwierig zu sagen, was die Wahrheit ist. Der Zustand kann deshalb lediglich durch eine Schlafmessung, die sogenannte Polysomnografie, eine Art Lügendetektor, nachgewiesen werden.

Und dann gibt es auch noch die Glücklichen, die ganz einfach nicht all den Schlaf benötigen, den die anderen Menschen brauchen, nur dass sie selbst es noch nicht verstanden haben. Wachen sie morgens um vier ausgeruht auf, dann glauben sie, etwas sei nicht in Ordnung.

Wenn man mal von diesen Varianten der Schlaflosigkeit absieht, dann bleibt uns noch die gewöhnlichste Form der Insomnie, die sogenannte *psychophysiologische* Insomnie oder erlernte Schlaflosigkeit. Wie der Begriff schon sagt, so liegen die Ursachen beim Schlaflosen selbst. Die Diagnose basiert auf bestimmten Kriterien, die erfüllt sein müssen: Zunächst einmal das Offensichtliche – man muss nachts wach liegen. Normalerweise dauert auch das Einschlafen länger. Man liegt da, doch der Schlaf will sich nicht einstellen. Mitten in der Nacht aufzuwachen und nicht wieder einschlafen zu können ist eine weitere Variante. Und dann gibt es noch das frühe Aufwachen. Man setzt im Allgemeinen eine 30-Minuten-Grenze an: Dauert es länger als 30 Minuten, um einzuschlafen, oder liegt man länger als 30 Minuten nachts wach oder wacht eine halbe Stunde zu früh auf, sind das Anzeichen für Insomnie.

Das subjektive Erleben des Schlaflosen ist nicht nur entscheidend für die Diagnose, sondern es ist das Einzige, zu dem man sich verhalten kann. Der Schlaflose muss erleben, dass er oder sie im Laufe des Tages weniger funktionsfähig ist als normalerweise. Schlaflosigkeit wird also genauso viel in Bezug auf den Tag als auf die Nacht definiert. Das Schlafdefizit muss so groß sein, dass man es merkt: an der Müdigkeit, an der verminderten Toleranz anderen Menschen gegenüber, an der verringerten Leistungsfähigkeit im Arbeitsbereich, am schlechter werdenden Erinnerungs- und Konzentrationsvermögen. Man funktioniert einfach schlechter. Man schläft vielleicht nachts wenig oder nicht tief, aber wenn man tagsüber deshalb keine Probleme hat, bedeutet das, dass man den Schlaf bekommen hat, den man braucht.

Eine schlechte Nacht allein reicht nicht. Die Schlafstörungen müssen einen gewissen Umfang haben und eine gewisse Zeit angedauert haben. Hat man über einen Monat lang mindestens drei Nächte die Woche schlecht geschlafen, hat man wahrscheinlich kurzzeitige Insomnie. Geht das noch weitere drei Monate so weiter – dann herzlich willkommen im Klub: Sie haben chronische Insomnie!

»Erinnern Sie sich daran, wie es war, als Sie einmal Ihren Laptop zuklappten, ihn damit in den Stand-by-Modus setzten, später dann aber zurückkamen und entdeckten, dass der Bildschirm immer noch leuchtete, der PC-Lüfter weiterlief und der Laptop noch genauso aktiv war wie zuvor, obwohl er zugeklappt wurde? Normalerweise liegt das daran, dass die Programme immer noch laufen, sodass der Computer nicht in den Stand-by-Modus übergehen kann.»So beschreibt Walker Insomnie. Mit anderen Worten: Schlaflosigkeit ist nicht nur das Fehlen der Prozesse, die uns einschlafen und tief und zusammenhängend schlafen lassen, sondern es geht auch darum, was im Körper und im Gehirn *abläuft* und uns wach hält. Der Kampf-oder-Flucht-Mechanismus des Körpers hat dem Menschen im Laufe der Geschichte geholfen, diverse Bedrohungen zu überleben. Normalerweise wird dieser Mechanismus aktiviert, wenn Gefahr droht, und deaktiviert, wenn die Gefahr vorüber ist, doch bei vielen, die unter Insomnie leiden, ist dieser Mechanismus überaktiv. Viele von ihnen sind schnell verängstigt und werden das Gefühl nicht los, dass eine Gefahr droht und etwas Schreckliches passieren wird. In einem solchen Zustand sind wir darauf vorbereitet zu kämpfen und zu flüchten, aber nicht einzuschlafen und gut und lange zu schlafen.

Walker schreibt: »Erstens führt der durch den Kampf-oder-Flucht-Mechanismus erhöhte Stoffwechsel, der für Patienten mit Insomnie so typisch ist, auch zu einer erhöhten Temperatur [...]. Zweitens steigt jeweils das Niveau des die Wachsamkeit befördernden Hormons Cortisol und der beiden verwandten, neurochemischen Stoffe Adrenalin und Noradrenalin. Diese drei Stoffe erhöhen den Herzrhythmus. Normalerweise beruhigt sich das Herz-Kreislauf-System wieder, wenn wir in leichten Schlaf und später Tiefschlaf fallen. Ein erhöhter Herzschlag macht diesen Übergang schwierig. [...] Drittens – und das hängt wieder mit den drei chemischen Stoffen zusammen – ändert sich das Muster der Gehirnaktivität. [...]. Gefühlsbezogene Programme und Erinnerungs- beziehungsweise Antizipationsprozesse laufen in einer Schleife im Gehirn weiter, das sich somit nicht abschalten und in den Stand-by-Modus übergehen kann. Es sagt schon einiges, dass es eine direkte Verbindung zwischen dem Teil des Nervensystems, der für Kampf oder Flucht zuständig ist, und all diesen Bereichen für Erinnerung, Gefühle und Wachsamkeit gibt. Dieser in beide Richtungen offene Kommunikationskanal zwischen Körper und Gehirn wird zu einem Teufelskreis, der den Schlaf sabotiert. Die vierte und letzte Gruppe von Veränderungen der Schlafqualität hat man bei Insomniepatienten, die endlich eingeschlafen waren, beobachten können. Wieder einmal sieht es so aus, als ob diesen Veränderungen ein überaktives sympathisches Nervensystem zugrunde liegt. Patienten mit Insomnie haben eine geringere Schlafqualität, was sich in flacheren und schwächeren elektrischen Gehirnwellen während des Non-REM-Schlafs (auch

NREM-Schlaf) niederschlägt. Sie haben auch einen eher zerstückelten REM-Schlaf, in dem sie immer wieder kurz aufwachen, ohne sich dessen bewusst zu sein, der aber dennoch die Qualität des Traumschlafes schmälert. All das bedeutet, dass Insomniepatienten aufwachen, ohne sich ausgeruht zu fühlen.«[51]

5

Zwei Wochen nach meinem Treffen mit Njål schließe ich mein Fahrrad im Osloer Stadtteil Sagene vor dem Coffeeshop *Kaffebrenneriet* an und gehe hinein, um noch eine Schlaflose zu treffen – dieses Mal eine mir Unbekannte. Sie ist die Freundin einer Freundin von Line, die ich noch nie zuvor gesehen habe. Ich weiß lediglich, dass sie Ingrid heißt und nachts nicht schlafen kann.

Ich lasse meinen Blick durch das Café schweifen, sehe aber niemanden, der offenbar auf mich wartet. Große Fenster, hohe Decken, hellbrauner Betonfußboden und nackte, hellbraune Wände. An den Tagen, an denen ich mit den Kindern hier gewesen bin – frühmorgens an den Wochenenden –, war es leer, aber jetzt sitzen an allen Tischen Leute. Das muss die Stoßzeit zu Mittag sein – oder vielleicht auch nicht. Die meisten scheinen mit irgendetwas zu arbeiten, sie sitzen meist zu zweit da, mit Laptops und Büchern.

Laut dem Philosophen und Religionshistoriker Roger Schmidt entstand die Schlaflosigkeit als neuzeitliches Problem zeitgleich mit der Etablierung von Orten wie diesem, das heißt Cafés oder *coffee houses* in London.[52] Davor, in der Renaissance, war der Schlaf eine Tugend, etwas, nach dem man streben sollte, *der Reichtum des armen Mannes*, wie der Dichter Sir Philip Sidney schreibt:

Komm, Schlaf, o Schlaf, du sichre Friedensblüthe,
Du Einkehr für den Geist, du Trost in Pein,
Im Elend Glücks-, im Kerker Freiheits-Mythe,
Du gleicher Richter zwischen Groß und Klein.

Aber, so schreibt Schmidt, das alles begann sich im 17. Jahrhundert zu verändern. In der westlichen Welt wurde der Schlaf zunehmend als vergeudete Zeit und Faulheit betrachtet, und zum Ideal wurde, wach zu sein und so viele wache Stunden wie nur möglich in einen Tag hineinzupressen. *Zeit ist Geld* schrieb der schlaflose Benjamin Franklin im Jahr 1748. Was passierte mit dem Schlaf in der Zeit zwischen Sidneys Dichtung und Franklins These? Was bewegte uns, den Schlaf nicht mehr als etwas Gutes, sondern als ein notwendiges Übel zu betrachten?

Schmidt verweist auf einige wichtige Neuerungen in der Zeit der Aufklärung: Um das Jahr 1650 wurden in London immer mehr Kaffee- und Teehäuser eröffnet. Unter den Briten und später unter anderen Westeuropäern gewannen die beiden Getränke rasch an Beliebtheit – zunächst einmal wegen ihrer die Müdigkeit vertreibenden Wirkung. Eine weitere neue Angewohnheit der Londoner wurde das Lesen. Im 17. Jahrhundert entwickelte sich der Roman, der wiederum das lange Lesen lustbetonter und zugänglicher werden ließ. Im Bett zu lesen und gern auch bis spät in die Nacht wurde normal. Oft trank man dabei viele Tassen Kaffee oder Tee. Auch das Verhältnis zur Zeit änderte sich mit der Einführung der Taschenuhr in der zweiten Hälfte des 17. Jahrhunderts. Sich die Zeit in die Tasche stecken zu können muss ein gewaltiger Sprung weg vom Naturzustand des Menschen gewesen sein. Die Zeit wurde individueller aufgefasst, man befreite sich vom irdischen Tag-Nacht-Rhythmus. Wenn man wissen wollte, wie spät es war, wendete man den Blick nicht mehr zum Himmel, sondern auf die Uhr in seiner Hand. Das Zeitgefühl, das Menschen noch vor Erfindung der Taschenuhr in sich trugen, muss nach und nach verloren gegangen sein. Der Mensch erhielt mehr Kontrolle über die Zeit, doch gleichzeitig scheinen er und die Zeit sich nun auf verschiedenen Pfaden zu befinden.

Der Kaffee, das Lesen und die Taschenuhr holten den Menschen aus den natürlichen Gezeiten des Schlafes und verfrachteten ihn weiter aufs Land, wo wir größere Macht über unsere wachen Stunden bekamen. Der Mensch war nicht länger das Wesen, das den Schlaf zu sich kommen und wieder gehen ließ, sondern er begann, sich die Ruhe zu versagen, die er eigentlich brauchte. Wir machten uns vom nächtlichen Schlaf unabhängig – jedenfalls glaubten wir das.

Samuel Johnson, der Mann, der uns das Oxford English Dictionary bescherte, war einer von vielen, die die neue Zeit begrüßten und den Schlaf scheuten: *Short, O short then be thy reign, and give us to the world again!* war sein Protestlied gegen den Schlaf.

Mit allen diesen aufgeklärten Menschen, die nachts auf waren und lasen, gab es nun auch mehr Menschen, die tagsüber müde waren. Bis spät liegen zu bleiben oder mitten am Tag zu schlafen wurde zur Normalität. Schmidt meint sogar, dass die Veränderungen im Schlafmuster der Menschen im Westen sogar das Möbeldesign beeinflussten: Vor 1660 betrug der Winkel zwischen Sitzfläche und Rückenlehne von europäischen Stühlen stets 90 Grad. Auf Stühlen sollte man sitzen, nicht sich darauf entspannen. Doch je weniger Schlaf man in der Nacht bekam, desto größer wurde die Müdigkeit am Tage, und man suchte nach Möglichkeiten, auch tagsüber ruhen zu können. Möbelstücke wie etwa der Ohrensessel wurden um 1700 erfunden und waren so gestaltet, dass man dort ein Nickerchen halten und seine Perücke aufbehalten konnte, ohne entdeckt zu werden. Das entsprechende Design hat sich die letzten dreihundert Jahre kaum verändert.

Eine Frau in den Dreißigern tritt durch die Tür und schaut sich um. Das muss sie sein, also stehe ich auf, gehe zu ihr und sage ihren Namen. Ingrid lächelt, streckt mir ihre Hand entgegen und ich denke, sie *sieht* wirklich *aus* wie jemand, der nachts nicht schlafen kann. Nicht, dass sie müde oder unausgeschlafen ausschaut – nein! Es ist nur irgendetwas an ihrer Art: eine stille Unruhe, eine gewisse Sensibilität. Sie mag Kaffee und Bücher – so wie Samuel Johnson und ich. Wir setzen uns, jeder von uns mit seinem schwarzen Kaffee. Ihr Dialekt kommt irgendwoher aus Trøndelag in Mittelnorwegen.

Schlaf ist etwas Privates, denke ich. Im Schlaf zieht sich der Mensch am weitesten zurück und ist im höchsten Grade verletzbar. Ein solches grundlegendes Versagen – nicht schlafen zu können – macht uns noch verletzbarer. Und dann ist da ständig dieser eine Gedanke, den ich nach all den Jahren immer noch nicht losgeworden bin: *Warum* schläft Ingrid nicht? Lege ich nicht vielleicht, indem ich nach ihrem Schlaf frage, den Finger direkt auf ihre schmerzhafte und offene Wunde? Sechzehn Jahre lang habe ich meine Schlafstörungen für mich behalten und nun erwarte ich, dass mir diese Frau, die ich noch nie zuvor getroffen habe, von ihren Schlafproblemen erzählt? Was erhoffe ich mir eigentlich von diesem Gespräch?

Was ich brauche, ist jemand, der mich wirklich versteht. Ärzte, Autoren von Selbsthilfebüchern, Akupunkteure, Yogalehrer – was wissen die schon davon, nicht schlafen zu können? Oder so müde zu sein, dass du auf dem Gehweg über deine eigenen Füße stolperst? Oder so wenig geschlafen zu haben, dass du irgendwelche Viecher am Rande deines Blickfeldes herumkriechen siehst? Oder so verzweifelt zu sein, weil du nachts nie Ruhe bekommst, dass du weinend zusammenbrichst, wenn der Rauchmelder mitten in der Nacht losgeht, weil die Batterie aufgebraucht ist? Hier geht es ja nicht um eine Krankheit oder eine Verletzung, bei der man seinen Blick auf eine bestimmte Stelle am Körper fokussieren und dagegen ankämpfen könnte. Insomnie ist wie ein Sack, den ich schleppe und der gefüllt ist mit Symptomen. Und jeder neue Mensch, dem ich begegne, zieht eine Diagnose aus dem Sack, die seinem Verständnis der Welt am besten entspricht. Und all diese Leute, denen ich mich öffne – Freunde, Familie, Bekannte – auch sie begreifen nicht, was ich ihnen da zeige. Sie können es nicht begreifen. Sie können mir zuhören, ich kann ihnen leidtun, sie können mir dazu raten, die Schlafzimmerwände blau zu pinseln, doch sie legen sich jede Nacht ins Bett und schlafen dann tief und fest bis zum nächsten Morgen.

Nach einigen Höflichkeitsphrasen wird es still und ich beschließe, einfach draufloszufragen. Ich stelle meine Kaffeetasse auf den Tisch.

»Wie hast du letzte Nacht geschlafen?«

SEPTEMBER. MORD UND ANDERE SCHLAFSTÖRUNGEN.

Von Hexen, Krokodilen und anderen Wesen, die auftauchen können, wenn man glaubt, wach zu sein. Und vom Schlafwandeln als mögliche beste Verteidigung für eine Mordanklage.

1

Der Sommer ist vorbei. Ich schlafe jetzt nachts besser, aber das heißt nicht, dass ich geheilt bin. Das neue Muster: Jeden Abend lege ich mich zu einer normalen Zeit, vor Mitternacht, schlafen. Ich schlafe ein oder falle in eine Art Schlaf. Dann wache ich eine Stunde später wieder auf, steige aus dem Bett und gehe nach oben ins Fernsehzimmer, wo ich mich aufs Sofa lege und mir einen Film anmache. Und dort – irgendwann zwischen ein und drei Uhr nachts – falle ich dann in einen tiefen Schlaf und schlafe durch, bis ich von den anderen in der Familie geweckt werde. In den ersten Minuten nach dem Aufwachen fühle ich mich wie ein gerade geschlüpftes Vogeljunges, das aus dem tiefen, schützenden Schlaf geholt wurde: benommen und warm. Ich will einfach nur zurück in die wunderbare Dunkelheit. Langsam komme ich in Gang, schmiere die Pausenbrote, ziehe die Kinder an, trinke die erste Tasse Kaffee. Meine Batterien sind aufgeladen und helfen mir durch den gesamten Tag. Stark, ausgeruht, funktionstüchtig – bis die Nacht kommt und sich das Ganze wiederholt.

Alles ist besser, wenn ich zuvor geschlafen habe. Ich bin produktiver, schreibe mehr und besser, bin leistungsfähiger auf der Arbeit. Alle Aufgaben – sei es nun Kram im Wohnzimmer aufzuklauben oder den Keller auszumisten – sind dann ganz unproblematisch. Meine Familie hat dann mit einer besseren Version meiner selbst zu tun. Als ob eine Lampe angeschaltet wird, deren Licht mir hilft, all das zu sehen, was mein Leben ausmacht: meine Frau, meine zwei Kinder, die Fähigkeit und die Möglichkeit, Bücher zu schreiben, Comics zu machen und Musik zu produzieren, eine Karriere, ein Zuhause.

Aber dann komme ich nach der Arbeit nach Hause und sehe die Decke und die Kissen auf dem Sofa liegen, wo ich meine Nächte verbringe. Ein Mensch, der nicht in der Lage ist, in seinem eigenen Bett zu schlafen, funktioniert nicht gut.

Trotzdem lege ich mich weiterhin jede Nacht aufs Sofa, denn ich weiß, dass das für mich funktioniert. Eine Nacht ist Line wegen einer Dienstreise nicht zu Hause und ich freue mich schon den ganzen Tag lang auf diese Nacht, weil ich auf niemanden Rücksicht nehmen brauche und mich gleich aufs Sofa legen und somit noch mehr Schlaf bekommen kann, ohne erst diese eine sinnlose Stunde im Bett verbringen zu müssen.

Habe ich aufgegeben?

Ich bin wieder an dem Punkt, an dem ich schon vor Jahren war, nach der letzten Versuchsrunde mit verschiedenen Behandlungsalternativen. Alles wiederholt sich, auch das. Ich hatte alle Möglichkeiten dort draußen ausgetestet und begann dann zu Hause weiterzusuchen. Der einzige Ort, an dem ich letztendlich noch schlafen konnte, war auf dem Fußboden vor dem Fernseher: ein Kissen, eine Decke direkt auf dem Holzfußboden. Jetzt liege ich zumindest auf einem Sofa, aber das ist wie Methadon für mich – keine Lösung auf lange Sicht. Und das nicht nur, weil es sozial unakzeptabel ist, die Nächte auf dem Sofa zuzubringen, wenn man ein Bett und eine Bettgenossin hat. Line macht Scherze darüber und sagt, dass sie, wie damals in der Kindheit, jetzt Poster von Alice Cooper und »Shampoo«Knutsen an die Wände hängen könne, weil das Zimmer ja jetzt nur ihr allein gehöre. Ich weiß aber, dass sie es, genauso wie ich, traurig findet, dass wir uns zwar zusammen hinlegen, ich aber im Laufe der Nacht doch woanders lande. Ich weiß auch, dass ich auf lange Sicht so nicht weitermachen kann. In dem Moment, in dem mein Gehirn das Sofa als einen akzeptablen Schlafplatz akzeptiert, werde ich dort auch nicht mehr schlafen können. Auf dem Sofa zu liegen bedeutet, dem Irrationalen nachzugeben. Weil ich aber allein bin und es nachts geschieht, kann mein widersprüchlicher Geist seinen Willen haben, ohne dass das für andere als mich Folgen hat. Würde ich das am helllichten Tage durchziehen, wäre ich schon längst zum Nervenwrack erklärt worden.

Ich erzähle Ingrid die Sache mit dem Sofa, als wir uns das nächste Mal zum Erfahrungsaustausch treffen.

»Das funktioniert, solange ich weiß, dass ich da eigentlich *nicht* liegen sollte«, sage ich.

»Du solltest das Sofa mit ins Schlafzimmer stellen«, meint sie.

Drei Wochen lang hat Ingrid nun schlecht geschlafen, erzählt sie mir. Ihr Muster ist ähnlich wie meins: Sie wacht nachts immer zur selben Uhrzeit auf – zehn nach zwei – und kann dann nicht mehr einschlafen. Und sie kann auch nicht das Bett mit ihrem Freund teilen, der immer sofort einschläft und dann auch die ganze Nacht durchschläft.

»Er schläft ein und ich liege wach. Ich denke dann, dass ich jetzt unbedingt Schlaf brauche, und dann geht nichts mehr. Ich liege da und schaue auf die Uhr und es wird drei oder vier oder fünf Uhr. Um sechs gebe ich in der Regel auf und fahre zur Arbeit.«

»Auf die Uhr zu schauen ist das Schlimmste, was du machen kannst!«, sage ich. »Aber das weißt du sicher selbst.«

»Im Moment bin ich gerade so angeschlagen, dass ich mich kaum noch beherrschen kann. Ich kann einfach nicht mehr! Als ob nichts mehr geht. Auf Arbeit habe ich eine sehr kurze Lunte und fühle mich so unbeholfen, dass ich nicht mal mehr eine SMS ordentlich formulieren kann. Wenn ich nachmittags nach Hause komme, bin ich völlig fertig. Ich sollte eigentlich auch etwas Sport oder einen Spaziergang machen, aber es geht nicht. Ich kann noch nicht mal zur Arbeit laufen, mein Körper fühlt sich so schwer an. Und wenn ich nachmittags an der großen Kreuzung am Carl-Berner-Platz vorbeikomme, muss ich mir die Ohren zuhalten, weil ich den Verkehrslärm nicht aushalte.«

»Das Schlimmste sind Lkw ohne Ladung und mit diesen schweren, durchhängenden Ketten. Wenn die in hohem Tempo vorbeifahren und die Ketten in der Kurve rasseln, bekomme ich eine Heidenangst, dass der ganze Wagen zur Seite kippt und mich unter sich begräbt«, sage ich.

»Ich erinnere mich an eine Sache«, erzählt Ingrid weiter, »als mein Freund und ich einmal an einer Bettlerin vorbeiliefen, die mit ihrer Tasse vor dem Einkaufszentrum Oslo City stand. Sie näherte sich einem anderen Paar, das vor uns auf dem Gehweg lief, und das Paar hat sie einfach nur weggeschubst, so wie man mal eine Taube wegschubst. Das war so aggressiv und für mich so furchtbar zu sehen, weil ich keinen Filter hatte. Ich war so aufgebracht und bekam trotzdem kein Wort heraus. Das beschäftigte mich noch den Rest des Tages. Und dann wurde auch noch mein Freund wütend auf mich, weil ich mich nicht zusammennehmen konnte und mir und ihm von der Geschichte den Tag vermiesen ließ. Dann lief alles aus dem Ruder und zum Schluss mussten wir einfach nach Hause gehen. Hätte ich vorher geschlafen, hätte ich das abgekonnt. Ach, ich bin es so leid zu sagen: *Ich habe schlecht geschlafen!*«

Ingrid erzählt, dass sie wegen ihrer Schlaflosigkeit und wegen der schlechten Phase, die sie gerade hat, eine Einladung zu einer Konfirmation am Wochenende abgesagt hätte. »Ich sollte hingehen, aber all diese Leute schaffe ich einfach nicht. Man braucht so viel Energie, nur um einfach nur freundlich zu sein. Aber ich bin auch ein bisschen sauer auf mich selbst. Wie schwer kann das denn wohl sein? Ich könnte mich ja auch einfach nur in eine Ecke hocken und mit meiner Großmutter plaudern.«

Auch Ingrid kennt kein Davor und Danach – sie hatte schon von klein auf und die ganze Kindheit hindurch Schlafstörungen, wie ihre Mutter sagt. Als Teenager schlief sie viel, doch als Erwachsene nie mehr als fünf, sechs Stunden zusammenhängend. Sie hat zwei Behandlungsrunden beim Psychologen hinter sich, ohne dass es etwas gebracht hätte. Und ansonsten behilft sie sich mit Yoga, nächtlichen Spaziergängen und Podcasts. Und Soaps wie *Gilmore Girls* sowie Schachturnieren im Fernsehen, was sie zur Ruhe kommen lässt, wie sie sagt.

»Wie ist es, wenn du gut geschlafen hast?«, frage ich.

»Jedes Mal, wenn ich ausgeruht bin, denke ich: Fühlt sich das also so an? Meine Batterien sind aufgeladen, ich bin fast schon euphorisch. Ich treffe viele Verabredungen, erledige alles, was ich bis dahin aufgeschoben habe. Ich hänge endlich Bilder an die Wand. Nichts ist zu schwer. Ich bin immer enttäuscht, wenn die gute Phase vorbei und die Schlaflosigkeit wieder da ist.«

Bevor wir uns verabschieden, erzählt Ingrid noch von einem anderen Erlebnis, von dem ich Gänsehaut bekomme:

»Ich liege im Bett, mit dem Gesicht zur Wand. Plötzlich merke ich, dass noch jemand im Raum ist. Ich kann mich nicht umdrehen. Dieser Jemand nähert sich mir und dann merke ich, wie sich jemand neben mich beziehungsweise auf mich legt. Ich spüre das Gewicht. Ich habe Todesangst, schaffe es aber immer noch nicht, mich umzudrehen. Dann erkenne ich eine Frauenhand, die sich auf mein Gesicht senkt, ich erkenne auch ein Stück eines Nachthemdes und blonde, lange Haare. Dann verschwindet die Gestalt und ich kann mich wieder bewegen.«

»Mein Gott! Und was hast du dann gemacht?«

»Ich habe eine Tasche gepackt und bin zu meinem Bruder gezogen.«

Solche Erlebnisse, bei denen die Traumaktivität einsetzt, noch bevor man eingeschlafen ist, nennt man *hypnagoge Halluzinationen*. Traumaktivitäten, die im Übergang vom Schlaf zum Erwachen vor sich geht, heißen *hypnopompische Halluzinationen*. Die Träume ziehen sich bis in den Bewusstseinszustand hinein: Man kann Dinge sehen und hören, die es nicht gibt. Beim Halluzinieren können sich Menschen oder andere furchterregende Gestalten im Schlafzimmer befinden. Die Zimmerdecke über dem Bett kann in bunten Mustern aufreißen usw. Oliver Sacks widmet diesem Phänomen in seinem Buch *Hallucinations* eine Passage und berichtet von den hypnopompischen Halluzinationen eines Mannes wie folgt: »Eine riesige Erscheinung in Gestalt eines Engels steht über mich gebeugt, daneben die Gestalt des Todes, ganz in Schwarz«, »Eine vermodernde Leiche, die neben mir liegt«, »Ein riesiges Krokodil, das an meiner Kehle hängt«.[53] Normalerweise scheuen sich Patienten mit dieser Störung davor, anderen davon zu erzählen, aus Angst, für verrückt gehalten zu werden. Einige Leute, so wie Ingrid, erleben gleichzeitig mit diesen Halluzinationen eine vorübergehende Starre. Das nennt man *Schlafparalyse*. Die noch aus der REM-Phase stammende Muskellähmung dauert an, auch wenn man schon bei Bewusstsein ist und die Augen geöffnet hat. Im schlimmsten Fall liegt man dann an sein Bett gefesselt und kann sich nicht rühren, während die grausamsten Erscheinungen und Geräusche das Schlafzimmer füllen.

Träume, die den Grenzbereich zwischen dem Schlaf- und Wachzustand überschritten haben, haben den Menschen im Laufe der Geschichte auf unterschiedliche Art inspiriert. Sowohl Henry Fuselis bekanntes und Furcht einflößendes Gemälde *The Nightmare* (1781) als auch Eugène Thiviers Skulptur *Cauchemar* (1894) stellen Erlebnisse während der Schlafparalyse dar. Fritz Schwimbecks Zeichnung *Mein Traum, mein böser Traum* (1909) gehört vielleicht zu den grauenerregendsten Darstellungen der Schlafparalyse. In

Rodney Aschers Horror-Dokumentarfilm *The Nightmare* von 2015 bekommt man eine Idee davon, wie grausam Erlebnisse während einer Schlafparalyse sein können. Das Beunruhigendste dabei ist, wie viele von den im Film Interviewten Erscheinungen hatten wie diese: Schattenmänner, der Mann mit dem Hut, die alte Hexe, eine Art von außerirdischem Wesen, die Katze auf der Brust und rot glühende Augen in der Dunkelheit. Ein Freund von mir, der Anfälle von Schlafparalyse erlebt hatte, erzählte mir von fast identischen Erscheinungen, wie die des Schwarzen Mannes, der über ihm gestanden und gesagt haben soll: *Deine Seele gehört mir!* Einige meinen sogar, dass der meiste Aberglaube und die meisten Verschwörungstheorien ihren Ursprung in Schlafparalysen hätten. Gespenster, außerirdische Wesen, Monster – mit denen ich meistens meine Schulaufsätze schließen ließ –, sind sie alle einfach nur ein Traum?

Aber wenn sie nur Träume sind, warum träumen dann alle dasselbe?

Mitternacht. Die anderen schlafen. Die Stille wird nur unterbrochen vom Knirschen der Dielen oben in der Wohnung der Nachbarn und von den Geräuschen der Kinder in der Kelleretage. Ich gehe duschen und mache mir ein paar Brote. Normalerweise mag ich diese Zeit am Abend, in der ich – schlaflos oder nicht – vor der Nachtruhe runterkommen und Ruhe finden kann. Aber in der Dusche schaue ich mir über die Schulter, und als ich von der Küche ins Fernsehzimmer will, schleiche ich an der Wand entlang. Ich denke immer noch an *sie*, an die Frau aus Ingrids Halluzinationen. Ich mag es, wenn man mich erschreckt, aber in kontrollierter, berechenbarer Form, wie in einer Erzählung von H. P. Lovecraft oder einem Horrorfilm von Dario Argento, die ich mir heraussuchen und auch wieder weglegen kann, wie es mir gefällt. Der Gedanke, dass auch ich unerwartet solche Erlebnisse haben könnte, raubt mir fast den Verstand. Gibt es etwas Schlimmeres, als dass etwas oder jemand plötzlich vor mir auftaucht oder sich hinter meinem Rücken anschleicht und ich mich dann nicht bewegen kann? Zwischen Schlafparalyse und Insomnie gibt es auf jeden Fall, soweit ich weiß, keinen Zusammenhang. Aber wenn das Ingrid passiert ist, dann kann das mir auch passieren.

Ich setze mich aufs Sofa, mit dem Rücken gegen die Eckkante, sodass ich das Zimmer im Blick behalten kann. Ich höre mein Herz pochen. Ich glaube an die Wissenschaft, halte nichts von Überzeugungen, aber was die Angst betrifft, tendiere ich dazu, alles Mögliche zu glauben. Mein Milchglas habe ich in der Küche vergessen, aber ich traue mich nicht, zurückzugehen und es zu holen.

Traue ich mich zu schlafen?

2

Ich bekomme von einem Kumpel eine Mail mit einem blauen Link. *Hast du das gesehen?*, fragt er. Seit ein paar Monaten bekomme ich von Freunden ständig solche Mails, mit Artikeln über Insomnie, die sie im Internet gefunden haben. Ich bin jetzt der Typ mit der Schlaflosigkeit. Normalerweise sind das Artikel mit den gewöhnlichen Ratschlägen wie: *Denken Sie an niedrige Temperaturen im Schlafzimmer! Nehmen Sie sich eine Stunde Zeit, um sich von Ihren Sorgen zu befreien, bevor Sie ins Bett gehen!* usw.

Der Link bringt mich zu einem Artikel im britischen *The Guardian*, dessen Titel *Endlich eine Behandlung für Insomnie?* meinen Puls nicht gerade in die Höhe treibt. Ganz im Gegenteil, die Erfahrungen der letzten Monate haben dazu geführt, dass ich jedes Mal, wenn ich die Stichworte *Schlaflosigkeit* und *Behandlung* höre, einfach nur misstrauisch werde. Aber der Artikel stammt aus einer anerkannten britischen Zeitung und ist von einem Journalisten, der selbst unter Insomnie leidet. Also lese ich: Es geht um die Insomnia Clinic in London, die die Behandlung von Schlaflosigkeit in Großbritannien revolutioniert habe. 80 % der Patienten hätten nach der Behandlung wesentlich weniger Schlafstörungen, die Hälfte von ihnen meint, sie seien vollständig geheilt. Die Klinik wurde 2009 von dem südafrikanischen Psychiater Hugh Selsick, der früher selbst schlaflos war, gegründet. Als Selsick Ende der Neunziger als Psychiater zu praktizieren begann, entdeckte er, dass niemand Insomnie behandelte, auch wenn Schlaflosigkeit unter Patienten mit psychischen Krankheiten sehr verbreitet war. Die Psychiatrie nahm keine Patienten mit Insomnie auf und Zentren für Schlafstörungen untersuchten lediglich solche Beschwerden wie Schnarchen und Atemprobleme.

Insomnie, so der Journalist, wäre seit mehreren Jahrzehnten schon das »Aschenputtel der Medizin«.

Die Behandlung, die Selsick entwickelt hat, besteht aus einem fünfwöchigen Programm, das kognitive Verhaltenstherapie mit effektivem Schlaftraining verbindet.

Ich erinnere mich: Kognitive Therapie ist ja das, was ich vor vielen Jahren schon einmal probiert habe. Das war damals teuer und enttäuschend. Und dieses Training für einen effektiven Schlaf – hatte nicht auch Njål über so etwas Ähnliches geredet?

Etwas an der Beschreibung der Klinik und der Behandlung dort klingt vertraut. Ich suche nach einem norwegischen Artikel, den ich einmal gelesen habe, über Leute, die Probleme mit ihrem Schlaf haben. Endlich finde ich, wonach ich gesucht habe: »Hier im diakonischen Krankenhaus Lovisenberg untersucht man Schlafstörungen und stellt Diagnosen«, steht unter dem Foto von zwei Leuten in weißen Kitteln.[54] Ich betrachte die Fotografie der beiden und den Titel *Schlafärzte* – im Vordergrund stehen noch ein älterer Mann mit Brille, der mit seinen Händen engagiert in der Luft herumwedelt, und eine jüngere Frau, die vor ihrem Computer sitzt und ihm zuhört.

Ist das die norwegische Version von Selsicks Klinik?

Ich rufe in der PR-Abteilung des Krankenhauses an und erzähle der Frau am anderen Ende der Telefonleitung, dass ich selbst unter Insomnie leide. Wäre es möglich, mit denjenigen in Kontakt zu kommen, die für den Artikel interviewt worden waren? Sie fragt, ob ich anrufe, weil ich ein Interview möchte oder aber eine Behandlung. Ich verstumme, denn ich weiß nicht so recht, was ich eigentlich will. Danke, beides?

»Ich war bei meinem Hausarzt und habe eine Überweisung«, sage ich.

»Für das Schlaftraining?«

»Nein, für eine Untersuchung im Schlaflabor. Doch die Überweisung wurde nicht genehmigt.«

»Ich glaube nicht, dass Sie eine Untersuchung im Schlaflabor brauchen, wenn Sie unter Insomnie leiden«, sagt die Frau zögerlich, so als ob sie zu einem naiven Kind spräche, das sie vor der brutalen Wahrheit schützen wolle. »Untersuchungen im Schlaflabor sind für physiologische Störungen, wie Schlafapnoe und solche Sachen gedacht. Sie können gern mit unseren Kursleitern für Insomniepatienten sprechen. Das sind Psychologen.«

Später finde ich die verschiedenen Kursangebote des Krankenhauses auf dessen Internetseite: *Das Selbstwertgefühl verbessern. Depressionen meistern. Die Kunst, Nein zu sagen. Hilfe! Ich esse zu viel!* und *Sozialangst meistern.* Unten auf der Liste steht etwas über das Schlaftraining: »Das Schlaftraining beruht auf dem Wissen um gute Schlafgewohnheiten und hat seinen Ursprung in der kognitiven Theorie. Die Kursteilnehmer lernen kognitive Modelle kennen, um eigene, mit ihren Schlafstörungen verbundene unzweckmäßige Handlungsmuster zu ändern. Im Laufe des Kurses lernen die Teilnehmer mehr darüber, was Schlaf ist, was schlechte Schlafgewohnheiten befördert und was man braucht, um diese zu ändern. Schlafrestriktionen sind ein zentrales Element dieses

Kursangebotes und die Teilnehmer benötigen ein hohes Maß an Motivation und Einsatzbereitschaft.«

Nachdem ich die beiden Artikel gelesen und mit der PR-Frau des Krankenhauses gesprochen habe, bin ich sowohl enttäuscht als auch erleichtert. Enttäuscht, weil ich einsehe, dass ich im letzten halben Jahr keinen einzigen Schritt nach vorne gemacht habe. Erleichtert, weil ich nun eine mögliche Behandlung in Aussicht habe, die in Medizinerkreisen scheinbar akzeptiert wird.

Doch vor allem bin ich verwirrt. In welchen medizinischen Fachbereich fällt meine Insomnie? Als Kind hatte ich eine Blinddarmentzündung, lag mehrere Tage im Bett und litt unter Bauchschmerzen. Meine Großmutter rief den medizinischen Notdienst und im Laufe von ein paar Stunden wurde ich ins Krankenhaus gebracht, bekam eine Narkose und wurde operiert. Ein Jahr später hatte ich eine Darmverschlingung und bekam die gleiche schnelle und richtige Behandlung. Im Krankenhaus von Ålesund gab es sogar eine eigene Station für das, was ich hatte – mit Fachärzten und Krankenschwestern.

Als sich aber zwanzig Jahre später bei mir Insomnie einstellt, weiß niemand, an wen ich mich wenden könnte. Ich werde zum *Aschenputtel der Medizin*, gehöre überall und nirgends dazu und gehe zu allen, die mich sehen wollen – zu Psychiatern, Yoga- und Meditationslehrern, zur Akupunkteurin, wer auch immer mir einen guten Rat zu geben vermag. Ich esse vor dem Schlafengehen Bananen, ich nehme nach Mitternacht eine warme Dusche, ich lade mir verschiedene Apps herunter, die mir Gelassenheit und Schlaf versprechen. Ich kenne mich jetzt sehr gut mit den verschiedensten Teesorten aus; ich bin sogar umgezogen, um besser schlafen zu können. Ich habe mir ein neues Leben geschaffen und bin ein anderer Mensch geworden auf der Suche nach dem Schlaf.

Und nun, nachdem ich ein halbes Jahr lang auf einen Termin mit einem Spezialisten gewartet hatte, ist meine Überweisung abgelehnt worden. Warum war ich so passiv? Weil ich das Bedürfnis hatte, *irgendetwas* in der Hand zu haben, auf etwas Bestimmtes hoffen zu können, habe ich es versäumt, mich darüber zu informieren, was eine solche Überweisung eigentlich bedeutet und ob sie mir helfen würde.

»Ich kapier gar nichts mehr«, sage ich zu Line. »Soll ich zur Untersuchung ins Schlaflabor oder in die Therapiegruppe? Mein Hausarzt scheint keinen blassen Schimmer zu haben und diese Zeitungsartikel helfen mir auch nicht, mich zu orientieren. Ich muss mit einem Wissenschaftler reden. Mit einem, der über Schlaf und Schlafstörungen Bescheid weiß und nicht nur Theorien und Behandlungsmethoden anhand seiner persönlichen Meinung vertritt.«

»Dazu brauchst du Geduld«, sagt Line, die Journalistin ist und Erfahrung damit hat, wie man Kontakte zu Leuten mit allen möglichen Berufen knüpft. »Schlafforscher sind die am schwersten beschäftigten Leute der Welt.«

»Die arbeiten mit *Schlaf*«, sage ich. »Wie beschäftigt können die schon sein?«

3

Es scheint, als ob die Natur für alle möglichen Abweichungen von der Norm – wie zum Beispiel still in seinem Bett zu liegen und zu schlafen – gesorgt hätte. Ich war früher nie so interessiert an anderen Formen von Schlafstörungen, nur an meinen eigenen, und dachte nicht, dass es neben der Insomnie noch anderes gäbe. Nachdem ich gelesen habe, wie verletzbar der Mensch im Schlaf ist und wie viel davor, währenddessen und danach passieren kann, finde ich es unglaublich, dass überhaupt noch jemand schläft.

Heutzutage gibt es über einhundert verschiedene Diagnosen für Schlafstörungen, von denen die meisten einer der vier folgenden Kategorien zugeordnet werden können: Hypersomnie, Störung des Tag-Nacht-Rhythmus, Parasomnie und Insomnie. Hier findet man alles Mögliche, von leichten Störungen bis zu ernsthaften Erkrankungen, die ein normales Leben unmöglich machen, und von kleinen, kaum spürbaren, nächtlichen Symptomen bis hin zu den gewaltigsten hysterischen Manifestationen.

Hypersomnien drehen sich um ein erhöhtes Schlafbedürfnis und mitunter auch um Schlafanfälle tagsüber. *Hyper* kommt aus dem Griechischen und bedeutet so viel wie *über* oder *übermäßig*. Das sind chronische Krankheiten, die man in der Regel mindestens sechs Monate lang gehabt haben muss, um eine Diagnose stellen zu können. Die »kleinsten« Varianten der Hypersomnie kann man auf so etwas Einfaches wie Schnarchen oder Atemaussetzer während des Schlafes zurückführen. Die Hälfte aller Erwachsenen schnarcht. Schnarchen ist Vibration des Atems, die das Gaumensegel und das Rachenzäpfchen zittern lässt. Mitunter entsteht dabei ein lauter Ton, andere Male wiederum ist der Ton weniger störend. Das Schnarchen kann für denjenigen, der neben dem Schnarcher liegt und zu schlafen versucht, belastend sein und es kann auch den Schlaf des Schnarchers selbst beeinträchtigen.

Atemaussetzer im Schlaf, auch Schlafapnoe genannt, sind noch lästiger. *Apnoe* kommt aus dem Griechischen und bedeutet »Nicht-Atmung«. Die Teile der Luftwege, die während des Schnarchens vibrieren, fallen zusammen. Das passiert häufiger in der REM-Phase des Schlafes als in den anderen Phasen. Die Atemaussetzer können von zehn Sekunden bis über eine Minute andauern und im Laufe einer Nacht kann es zu vielen davon kommen. Verständlicherweise führt das zu Müdigkeit am darauffolgenden Tag. Schlafapnoe tritt am häufigsten bei Männern auf, die häufigste

Ursache ist Übergewicht. Das Pickwick-Syndrom – Atemprobleme von Übergewichtigen, die unter anderem tagsüber konstante Müdigkeit verspüren – wurde nach dem Roman *The Pickwick Papers* (dt. *Die Pickwickier*) von Charles Dickens benannt, in der eine der Figuren, ein übergewichtiger Dienstbote, tagsüber bei jeder Gelegenheit einschläft. Eine Behandlung für eine solche Störung kann ganz einfach darin bestehen, Gewicht zu verlieren und Alkohol, Tabletten und Zigaretten aus seinem Leben zu verbannen. Einige Patienten müssen mit einer Atemmaske schlafen, mit der sie Sauerstoff zugeführt bekommen, dessen Druck hoch genug sein muss, um das Zusammenfallen der Luftwege zu vermeiden. In einigen Fällen kann man die Patienten auch operieren.

Der zweite Typus von Hypersomnie – Narkolepsie – ist mit dem zentralen Nervensystem verbunden. Narkolepsie umfasst unnormale Müdigkeit und Schlafanfälle im Laufe des Tages. Man kann einfach willkürlich vom Schlaf übermannt werden. Im Film *My Own Private Idaho* (dt. *My Private Idaho – Das Ende der Unschuld*) hat die von River Phoenix gespielte Hauptfigur diese Störung und schläft im Laufe des Tages in den unmöglichsten Situationen ein. Die Krankheit ist selten und betrifft unter 1% der Bevölkerung. Die meisten, die Narkolepsie haben, entwickeln auch Katalepsie – ein vorübergehender Verlust der Muskelkraft während plötzlich auftauchender emotionaler Einflüsse. Bei Lachkrämpfen, in der Wut, unter Schock, Stress oder bei physischen Anstrengungen kann der Betroffene plötzlich in der Gesamtmuskulatur oder nur in Teilen davon seine Kraft verlieren und zusammenklappen, wobei er trotzdem die ganze Zeit über wahrnimmt, was um ihn herum geschieht. Die Anfälle sind nach ein paar Minuten vorbei. Die Erstarrung als Teil der Katalepsie wird viel in Literatur und Film, besonders in Krimis und Horrorgeschichten, verwendet. Verständlicherweise stimuliert das Phänomen Autoren, die Leser irgendwie zu täuschen: Auch wenn man immer noch am Leben ist, sind die Leute in unmittelbarere Nähe davon überzeugt, dass man tot ist. Edgar Allan Poe wusste viel über diese Krankheit, sehr wahrscheinlich wegen seiner eigenen Angst, lebendig begraben zu werden, falls es ihm nicht möglich wäre, sich bemerkbar zu machen. Er widmete dem Thema viel Platz, unter anderem in seiner Erzählung *Lebendig begraben*: »Ohne ersichtliche Ursache überfiel mich hie und da ein ohnmachtartiger Zustand, in dem ich ohne Schmerzen und regungslos, ja ohne Denkvermögen verharrte, immer aber mit dem schwachen Bewusstsein dessen, was an meinem Lager vorging, bis ich ganz plötzlich wieder zu vollem Bewusstsein erwachte.«[55]

Katalepsie, wie sie in der Literatur des 19. Jahrhunderts dargestellt wurde, gibt es nicht länger – zumindest nicht im Bereich der Medizin. Vielleicht waren das im Viktorianischen Zeitalter, wie vieles andere, nur Übertreibungen, denn heutzutage bekommt man nur kurze Anfälle, die schon vorbei sind, bevor andere es schaffen, ein Beerdigungsinstitut anzurufen. Eine Theorie läuft darauf hinaus, dass es sich bei der Katalepsie um einen fehlgeleiteten REM-Schlaf handelt, der mit dem Wachzustand kombiniert ist und dabei die Blockierung der Muskelaktivität, wie sie mit der REM-Phase einhergeht, beibehält.

Störungen des Tag-Nacht-Rhythmus beinhalten die verminderte Fähigkeit oder Möglichkeit, einen regelmäßigen Rhythmus aufrechtzuerhalten. Einige Menschen leben ohne jeglichen Tag-Nacht-Rhythmus, bei anderen ist er flexibel, das heißt, alle 24 Stunden verschiebt sich der nächtliche Schlaf um ein paar Stunden, sodass man im Verlauf von ein paar Wochen alle möglichen Varianten durchlebt hat. Blinde können Probleme mit dem Tag-Nacht-Rhythmus haben – sieht man kein Licht, dann wirkt auch dessen regulierender Effekt nicht. Und regulieren muss man diesen Effekt dann selbst, indem man auf andere Weise – zum Beispiel durchs Wecker-Stellen, feste Mahlzeiten und in manchen

Fällen durch die Einnahme von Melatonin – deutlich zwischen Tag und Nacht unterscheidet. Das *verzögerte Schlafphasensyndrom*, bei dem man später einschläft und aufwacht als die Mehrheit der anderen Menschen, setzt oft in der Pubertät oder mit Anfang zwanzig ein. Was sich anhört wie schlechte Angewohnheiten von faulen Jugendlichen, die gern nachts auf sind, ist eine genetische Störung: Hierbei kann die innere Uhr, die normalerweise 24 Stunden und 15 Minuten umfasst, so eingestellt sein, dass sie einen längeren Zeitraum umfasst, manchmal sogar bis zu 40 Stunden.[56] Das entspricht fast dem Rhythmus des somalischen Höhlenfisches!

Störungen des Tag-Nacht-Rhythmus können durch Licht beseitigt werden: In der Regel durch Vermeidung von blauem Licht am Abend und den Einsatz von Tageslichtlampen oder Lichttherapielampen früh morgens. Diese Störung kann auch in die andere Richtung gehen und heißt dann *vorverlagertes Schlafphasensyndrom*. Es bedeutet, dass man am frühen Abend müde wird und mitten in der Nacht aufwacht. Diese gleiche Störung – nur mit anderem Vorzeichen – wird viel seltener behandelt. Ein Tag-Nacht-Rhythmus, bei dem man früh ins Bett geht und bei Morgengrauen wieder aufsteht, passt nicht nur besser in ein normales Arbeitsleben, sondern ist sozial akzeptiert und wird von manchen sogar als Tugend betrachtet.

Das illustriert einen grundlegenden Zug von diversen Schlafstörungen und insbesondere Störungen des Tag-Nacht-Rhythmus. Nicht immer schaden sie der Gesundheit oder sind an sich belastend, sondern es geht darum, sich an andere Menschen anzupassen. Wenn man nur nach dem Einzelnen ginge, hätten wir als Menschen kein Bedürfnis nach Regelmäßigkeit. Man wird nicht krank, wenn man den Tagesrhythmus verschiebt und nachts wach bleibt, solange man nur zu irgendeinem Zeitpunkt seinen Schlaf bekommt. Es geht darum, dann zu schlafen und wach zu sein, wenn auch die anderen schlafen und wach sind.

Als Parasomnie bezeichnet man ungewöhnliche Aktivitäten im Schlaf. In dieser Kategorie gibt es die spektakulärsten Schlafstörungen. In der Regel gehen sie vorbei und sind nicht direkt gesundheitsschädlich, doch unter besonderen Umständen können sie sowohl den Schlafenden als auch andere in Gefahr bringen.

Viele dieser Schlafstörungen sind mit dem Übergang vom Schlaf in den Wachzustand verbunden. Die bekannteste von ihnen: Schlafwandeln. Wie bei vielen anderen Parasomnien tritt Somnambulismus, also Schlafwandeln, dann auf, wenn die verschiedenen Schlafphasen durcheinandergeraten sind. Normalerweise schlafwandelt man in der ersten Nachthälfte, dann, wenn der Schlafende vom Tiefschlaf in den leichteren Schlaf übergeht. Statt ganz aufzuwachen, kommt es zu einem unvollständigen Erwachen – einer Hybridphase, bestehend aus sowohl Tiefschlaf als auch Wachzustand. Kinder schlafwandeln für gewöhnlich, am häufigsten betrifft das Kinder zwischen fünf und zwölf Jahren.[57] Von den gesunden Kindern schlafwandeln zwischen 15 % und 30 % ab und zu und 3 % oft. Auch Kleinkinder können in ihren Betten so etwas wie schlafwandeln, nur wird das von den Eltern nicht immer entdeckt, weil Gitterstäbe oder die hohe obere Bettkante verhindern, dass sie rausklettern.

Ein Kind, das aber aus seinem Bett geklettert und auf die Beine gekommen ist, läuft normalerweise leise, ruhig und ohne lebhafte Gebärden umher. Das Kind läuft oft in Richtung einer Lichtquelle oder zum Bett der Eltern und uriniert mitunter neben der Toilette oder in einer Ecke des Zimmers. Eltern von schlafwandelnden Kindern können davon aufwachen, dass das Kind neben ihrem Bett steht. In der Regel lässt sich das Mädchen oder der Junge wieder zurück ins Bett bringen. Die Augen sind geöffnet und wie aus Glas: Sieht das Kind etwas? Oder nimmt es Geräusche wahr? Wenn dem so ist, dann ist am nächsten Tag jedenfalls alles wieder vergessen.

Lediglich 1% aller Erwachsenen schlafwandelt. Die meisten von ihnen haben auch in der Familie jemanden, der schlafwandelt oder es in der Vergangenheit getan hat. Eine somnambule Episode kann von fünf Minuten bis zu einer halben Stunde andauern. Normalerweise schlafwandelt man, wenn man sich im Tiefschlaf befindet und es am schwierigsten ist, geweckt zu werden. Man schadet dem Schlafwandler nicht, wenn man ihn weckt – das ist nur eine Legende. Es kann jedoch schwierig sein, ihn ganz aufzuwecken, denn er befindet sich im Tiefschlaf. Es kann dadurch zu Verwirrung und gefährlichen Situationen kommen. Größere Kinder und Erwachsene können auch etwas erleben, was man auf Englisch *agitated sleepwalking*, agitiertes Schlafwandeln, nennt. Hierbei wehrt sich der Schlafwandler dagegen, zum Bett zurückgeführt oder geweckt zu werden. Er oder sie führt sich bockiger auf als ein eher fügsames Kleinkind: Lampen werden umgeworfen, ein Schlafwandler kann auch versuchen, geradewegs durch Glastüren zu gehen oder sogar das Haus zu verlassen.

Was bringt jemanden dazu, im Schlaf aus dem Bett zu steigen und herumzuwandern? Geräusche, Licht oder etwas so Simples wie eine volle Blase! Somnambulismus kann auch durch Faktoren ausgelöst werden, die den Tiefschlaf verlängern, wie zum Beispiel Schlafmangel, Erschöpfung und Stress. Bei Kindern kann ein auslösender Faktor auch Mobbing sein.

Eine andere Variante der Parasomnie ist das verwirrte Aufwachen, zu dem es kommt, wenn man den Schlafenden in den ersten Stadien des Tiefschlafs, meist am Anfang der Nacht, plötzlich weckt. Man erwacht beziehungsweise man erwacht nicht ganz, reagiert nicht, wenn man angesprochen wird, und benimmt sich ganz einfach seltsam, das heißt, man spricht wirres Zeug oder wird wütend. Das verwirrte Aufwachen kann von ein paar Minuten bis zu mehreren Stunden andauern, und im Nachhinein erinnert man sich an nichts mehr.

Incubus oder auch *Albdrücken* sind nächtliche Schreckanfälle, wobei man in den ersten drei Nachtstunden abrupt aus dem Tiefschlaf gerissen wird. Incubus ist die Bezeichnung für einen männlichen Dämon, von dem man im Mittelalter meinte, er verführe des Nachts Frauen. Ein Schreckanfall beginnt häufig mit einem Schrei. Derjenige, der ihn erlebt, zeigt alle Anzeichen von purem Erschrecken: erweiterte Pupillen, Schweiß, hoher Puls und rascher Atem. Erwachsene, die solche Schreckanfälle erleben, können auch andere psychische Störungen aufweisen, wie Phobien, Depressionen oder Angst. Bei Kindern, die das am häufigsten betrifft, können sie durch das unausgereifte Zentralnervensystem ausgelöst werden. Aber auch hier kann Stress, wie zum Beispiel verursacht durch Mobbing, eine Ursache sein. Schreckanfälle sind kurzzeitig und im Nachhinein erinnert man sich nur selten an sie – genauso selten, wie man sich an den kleinen Bruder des Schreckanfalls, den Albtraum, erinnert.

Vielleicht klingt das merkwürdig, schlimme Träume als Schlafstörung zu bezeichnen. Jeder hat schon mal einen schlimmen Traum gehabt. Albträume tauchen, im Gegensatz zu den Schreckanfällen, in der Regel in den letzten REM-Phasen des Nachtschlafs auf und drehen sich um solch unangenehme Dinge, dass man davon aufwacht. Warum Menschen Albträume haben, ist unklar, aber von den Erwachsenen, die diese oft erleben, haben mehr psychische Krankheiten als die, die keine haben. Vereinzelte Untersuchungen deuten darauf hin, dass Menschen, die oft Albträume haben, gefühlvoller als andere sein können und eine größere Fantasie besitzen.[58]

Die Parasomnie RBD (*REM sleep behaviour disorder*) – auf Deutsch: REM-Schlaf-Verhaltensstörung – ist eine Schlafstörung, bei der man heftige Träume hat ohne die mit dem REM-Schlaf normalerweise einhergehende Muskellähmung. Man lebt, mit anderen Worten, seine Träume im Schlaf wirklich aus, mit Schlägen,

Fußtritten, Umherlaufen, Rufen, Lachen, was im Bett gewaltig ausagiert wird. Es ist nicht ungewöhnlich, dass der Schlafende dabei seinem das Bett teilenden Partner schadet. RBD tritt fast ausschließlich bei älteren Männern auf.

Von anderen Phänomenen der Parasomnie, wie Sprechen im Schlaf, Zähneknirschen oder Einschlafmyoklonien – das sind kräftige Einschlafzuckungen –, können wir alle betroffen sein oder wir beobachten sie an denen, mit denen wir das Bett teilen. Es gibt sogar eine Parasomnie, die aussieht, als stamme sie geradewegs aus dem Film *Der Exorzist*: Rollen des Kopfes und damit Aufschlagen oder ein rhythmisches Wiegen des Körpers, während man auf allen vieren im Bett steht. Oder es gibt Fälle von Sexsomnia, bei denen der Schlafende Sex hat und zu *Schlaforgasmen* kommt, ohne davon aufzuwachen. Das ist nicht das Gleiche, wie feuchte Träume zu haben, die ja nicht zu den Schlafstörungen gehören.

Parasomnien erscheinen dramatisch, sind aber fast immer ungefährlich. Nur in seltenen Fällen führen sie zu weit, wie im Fall von Ken Parks.[59] 1987 wurde der Kanadier für den Mord an seiner Schwiegermutter und dem Mordversuch an seinem Schwiegervater angeklagt. Zweifelsohne hatte er die Taten begangen: Parks war spätabends mit dem Auto von zu Hause 23 Kilometer zu seinen Schwiegereltern gefahren, war in ihr Haus gegangen, hatte seine Schwiegermutter mit einem Messer angegriffen und ihr danach mit einem Montiereisen auf den Kopf geschlagen. Seinen Schwiegervater hatte er noch bis zur Bewusstlosigkeit gewürgt.

Das waren offensichtlich ein Mord und ein Mordversuch, die das rachgierige nordamerikanische Rechtssystem aufs Strengste ahnden würde, oder?

Nein.

Alles wäre, so Parks, im Schlaf passiert. Hinterher, immer noch im Schlaf, wäre er zur Polizeiwache gefahren und hätte sich ergeben. Als er später verhört wurde, konnte er sich an nichts mehr erinnern. Schlafwandeln sei kein Defekt, so sein Verteidiger während des Gerichtsprozesses, sondern ein normaler Zustand, in dem der Körper aktiv sei, ohne bewusste Signale durch das Gehirn zu erhalten. Der Schlafwandler kann deshalb weder strafrechtlich zur Verantwortung gezogen noch als psychisch krank betrachtet werden.

Ein Neurologe sprach sich für diese Theorie aus, nämlich dass sich der Angeklagte, von dem Zeitpunkt, als er sein Haus verließ, bis er sich auf der Polizeiwache ergab, im Tiefschlaf befunden hätte und deshalb nicht geweckt werden konnte. Zudem wären seine Gewalttaten höchstwahrscheinlich eine Reaktion auf den Versuch der Schwiegermutter gewesen, ihn zu wecken. Auch die über 20 Kilometer lange Autofahrt sei möglich gewesen, so der Neurologe, da die Augen des Angeklagten offen gewesen seien und Schlafwandler sich normalerweise in ihrem eigenen Zuhause zurechtfinden würden.

Parks wurde freigesprochen.

4

Nach wochenlanger Kommunikation via Mail, SMS und Telefon ist es mir noch immer nicht gelungen, ein Gespräch mit irgendeinem Schlafforscher zu vereinbaren. Ständig sind sie gerade unterwegs zu einem anderen Kontinent. *Muss morgen nach China. Versuchen Sie es in zwei Wochen noch einmal.* Was ist los mit all diesen Schlafforschern, die dauernd auf Reisen sind? Wohin reisen sie denn? Gleichzeitig traue ich mich aber auch nicht, sie zu sehr zu nerven, habe Angst sie zu stören, habe zu großen Respekt vor ihrer Arbeit, in der sie ja größtenteils versuchen, Leuten wie mir zu helfen.

Endlich ruft mich ein Schlafforscher zurück, Børge Sivertsen, selbstverständlich genau dann, als ich in der Badewanne sitze. Ich habe keine andere Wahl und kann nicht riskieren, dass bis zur nächsten Gelegenheit wieder Wochen vergehen, also steige ich aus der Wanne, werfe mir einen Bademantel über und nehme das Gespräch entgegen. Wasser tropft auf meine Notizen, während ich versuche, dem Schlafforscher meine Situation und mein Anliegen zu erläutern.

»Ich leide schon seit sechzehn Jahren unter Insomnie«, sage ich zu Beginn. »Mein Arzt hat mir Schlaftabletten gegeben, aber die helfen nicht mehr. Also hat er mir eine Überweisung für eine Schlafuntersuchung geschrieben, die aber nicht genehmigt wurde und die mir, wie ich glaube, sicher auch nicht helfen würde.«

»Uns, die wir im Bereich Insomnie forschen, bereitet das großes Kopfzerbrechen«, sagt er. »Wir wissen, wie ernst es ist und was das die Gesellschaft kostet. Und wir wissen ja paradoxerweise, was man braucht, um Insomnie zu behandeln. Aber leider verschreibt der Hausarzt immer noch Schlaftabletten, weil er in Norwegen der Erste ist, an den sich der Patient erst einmal wenden muss. Schlaftabletten können funktionieren, sind aber keine Lösung.«

»Das norwegische Gesundheitsamt, bei dem Sie ja arbeiten, bezeichnet Schlafstörungen als das am meisten unterschätzte Gesundheitsproblem der Menschen. Was meinen Sie damit?«, frage ich ihn.

»Das Problem wird unterschätzt, weil Insomnie nicht in der Krankenstatistik erscheint. Wir wissen nicht genau, was das die Gesellschaft kostet. Es gibt keine offizielle Diagnose, man kann also kein Krankengeld beziehen. Wir wissen aber, dass psychische Erkrankungen wie Angst und Depression ein Drittel der Sozialausgaben ausmachen. Das sind jährlich mehrere Milliarden norwegische Kronen. Und wir wissen, dass das Risiko, arbeitsunfähig zu werden, bei Insomnie genauso groß ist wie bei Depressionen.«

Endlich sieht uns jemand, denke ich. Oder auf jeden Fall bemerkt er, dass wir fehlen. Meine Schlaflosigkeit wird in die Verlustrechnung mitaufgenommen.

»Darüber hinaus wissen wir, dass Insomnie in der Bevölkerung ansteigt«, fährt Sivertsen fort. »Die meisten internationalen Untersuchungen zeigen, dass circa 10% der Insomniepatienten so große Beschwerden haben, dass sie unter die Kategorie *chronische Insomnie* fallen. In Norwegen hatten wir in den letzten Jahren eine Entwicklung, die von der in der restlichen Welt abweicht. Eine Steigerung von 10% auf 15%. Wir sind ein bisschen schlafloser geworden, im Vergleich zu früher. In Stunden und Minuten gerechnet, schlafen wir nicht weniger, aber wir verschieben den Tag-Nacht-Rhythmus und schlafen mehr stückchenweise. Wir schlafen zu anderen Zeiten, haben Probleme, genug Schlaf zu bekommen, schlafen eher oberflächlicher und funktionieren tagsüber eher schlechter. Hinzu kommt, dass Schlaflosigkeit besonders unter jungen Erwachsenen und unter Schülern von Berufsschulen und Gymnasien ansteigt.«

»Woran liegt das?«

»Wir wissen, dass das mit dem Agieren in sozialen Medien und dem Gebrauch von elektronischen Gadgets zusammenhängt. Je mehr Stunden man vor einem Bildschirm oder mit einem Smartphone zubringt, desto weniger schläft man und desto schwerer fällt es, einzuschlafen. In den Achtzigerjahren wurde der Fernseher in Norwegen nach den Abendnachrichten ausgeschaltet, weil dann nichts mehr lief. Jetzt ist die Welt eine ganz andere.«

»Sie sagten, Sie wüssten, was man bräuchte, um Insomnie zu behandeln«, sage ich.

»Ja«, antwortet Sivertsen. »Der Goldstandard bei der Behandlung von Insomnie ist …«

Ich stehe über meinen Schreibtisch gebeugt, notiere und versuche, mein Notizbuch und den Kugelschreiber so weit weg wie möglich vom nassen Körper zu schieben, sodass keine Tropfen auf die Seiten fallen. *Goldstandard* schreibe ich mit rotem Kuli und warte auf die Fortsetzung. Ich merke, wie mein Herz nun ein bisschen schneller schlägt. Endlich!

5

Mein Hausarzt erhebt sich und schüttelt mir die Hand, als ich ins Sprechzimmer trete. Wir lächeln uns an und nicken, wie zwei alte Freunde. Die Geste ist entgegenkommend und warmherzig, nicht das, was ich bei früheren Terminen erlebt habe. Für einen Moment glaube ich sogar, er kenne mich, wisse alles über meine Insomnie und hätte sich eine Lösung ausgedacht, die er mir nun unbedingt präsentieren möchte. Wir setzen uns, er legt eine Hand auf seine Computermaus und blickt auf den Bildschirm. Ich schaue mich im Sprechzimmer um: Eines dieser ekligen Anatomiemodelle steht auf einem der hellen Birkenholzregale und zeigt einen Querschnitt des menschlichen Oberkörpers mit lila Leber, rosa Nieren, gelbem Magensack und Gedärmen. Hinter der Tür, durch die ich gerade gekommen bin, hängen ein braunes Cordjackett und ein großer bunter Schal.

»Dann schauen wir mal«, sagt der Arzt vor dem Bildschirm. »Herr Bortne.«

Er sagt eine Weile nichts und dann: »Insomnie.«

Sein Tonfall ist etwas fragend, er schaut mich an.

»Richtig!«, sage ich und habe Lust, noch *Aschenputtel der Medizin* hinzuzufügen.

Er blickt wieder zurück auf seinen Bildschirm und dann setzt die rituelle Stille ein, in der der Arzt meine Krankenakte studiert. Ich sitze ruhig da und warte, während er liest, was er sich nach meinem letzten Arztbesuch vor zweieinhalb Monaten notiert hat. Fünf Monate ist es her, seitdem ich ihm zum ersten Mal von meinem Problem erzählt hatte. Und seitdem hat sich an meinem schlaflosen Dasein nichts geändert: Ich habe gute, normale, schlimme, furchtbare Nächte. Seit ich damals vor fünf Monaten auf diesem Stuhl gesessen habe, war ich bemüht, meine Insomnie zu überwinden, doch ohne Erfolg. Die Schlafstörungen dauerten an und waren unerbittlich, egal, was ich unternahm. Es wäre besser gewesen, wenn ich die Versuche unterlassen hätte, da hätte ich zumindest die wenigen Kräfte, die ich noch hatte, darauf verwenden können, mich ab und zu wieder einzukriegen. Und seit damals hat der Arzt hier nun in seinem Sprechzimmer gesessen, hat seine Sachen an den Haken hinter der Tür gehängt, hat Patienten aufgerufen, ihre Krankenakten gelesen und versucht, Lösungen für sie zu finden. Dieser junge Mann – die Vertretung der Vertretung meines Hausarztes – erscheint professionell, aufmerksam und zuvorkommend, aber in dem Moment, in dem ich sein Sprechzimmer verlasse, hat er mich auch schon wieder vergessen. Bevor ich noch diese idiotischen orangefarbenen Plastiküberzüge für die Schuhe, die ich anziehen musste, um den Holzfußboden zu schonen, abgestreift habe und in die Herbstsonne hinausgetreten bin, wird der Arzt schon mit dem nächsten Patienten beschäftigt sein. Und danach mit dem übernächsten. Und dann mit dem überübernächsten. Und *Bortne, schlaflos* bleibt nur eine Notiz in der Krankenakte, bis ich den nächsten Termin vereinbare.

Ein Freund sagte einmal: »Wenn du im Gesundheitssystem irgendetwas erreichen willst, dann musst du immer und immer wieder dasselbe brüllen. Ohne Verzweiflung, ohne Unterschriften und Übertreibungen und endlose Wiederholungen und klare Diagnosen und Behandlungsalternativen weckst du die Ärzte nicht aus ihrem Trancezustand. Das alles musst du schon selbst tun.«

Es ist mein Leben, ich liege nachts wach, ich schleppe mich durch die Tage, meine Gesundheit baut nach und nach ab, meine Familie muss die Erschöpfung und die Persönlichkeitsveränderungen von mir schlaflosem Menschen erdulden. Meine Berufskarriere nimmt Schaden. Und das Ganze wird zu meinem frühzeitigen Tod führen, wenn ich dem glauben darf, was die Zeitungen über zu wenig Schlaf schreiben. Sogar heute früh entdeckte ich wieder einen Artikel, dieses Mal in einer englischen Tageszeitung, in der es um eine neue Studie ging: 65 % höhere Todesrate bei Erwachsenen, die fünf oder weniger Stunden schlafen. Fünf Stunden! Fünf Stunden zusammenhängend zu schlafen wäre schon ein Sieg für mich! So etwas zu schreiben sollte verboten werden.

Der Arzt hat fertig gelesen und schaut mich nun an.

»Was kann ich für Sie tun?«, fragt er.

Ich zeige ihm den Brief, den ich Ende Juli, also vor über zwei Monaten, bekommen habe – die Ablehnung seiner Überweisung für weitere Untersuchungen meiner Schlafstörung. Das Schreiben lege ich auf den Schreibtisch, wie ein Ankläger vor Gericht, der Beweise vorlegt. Er schiebt den Kopf etwas nach vorn und liest das Dokument.

»Meine Überweisung ist nicht genehmigt worden«, sage ich.

»Aha!«

Er nimmt den Brief, schaut noch einmal drauf, gibt ihn mir dann zurück und schaut wieder auf seinen Bildschirm mit der Krankenakte.

»In der Ablehnung steht, dass ich das Recht habe, um eine neue Überweisung zu bitten«, sage ich.

Das hört sich so an, als ob ich gerade die Spielregeln von der Verpackung eines Brettspiels vorgelesen habe, aber es stimmt: *Sie haben das Recht, noch ein weiteres Mal um eine Beurteilung derselben Krankheitsbeschwerden zu bitten*, steht da. Ziehen Sie eine Karte und würfeln Sie noch einmal!

»Ich hätte gern eine neue Überweisung, aber nicht für eine Schlafuntersuchung, denn das bringt nichts.«

»Nein?«

»Nein.«

Ich stehe auf, gehe um den Schreibtisch herum, stelle mich hinter den Arzt, beuge mich runter und schaue auf den Computerschirm.

»Schreiben Sie Folgendes ...«, sage ich.

OKTOBER. POLARNACHT.

Über Facebook und LED-Beleuchtung, darüber, wie die Welt früher nach Sonnenuntergang im Dunkeln lag und über die nächste Generation Schlafloser.

1

Ich mag den Herbstanfang, den plötzlichen Kontrast zwischen Tag und Nacht, die Dunkelheit, die schneller hereinbricht und schneller wieder verschwindet, die Temperaturstürze in der Nacht. Es scheint, als ob unser Teil der Welt zu seinem ursprünglichen Zustand zurückfindet. Alles wird klarer – die Luft, die Farben, die Geräusche. Die Gesichtskonturen der Passanten treten deutlicher hervor, der Park riecht nach nassem Laub. Wir hatten einen langen und warmen Sommer, aber diese stille, dunkle Kälte nun passt zu mir. Für einige Wochen scheine ich normal zu schlafen, vielleicht, weil die Jahreszeit für mich eher normal und dem Schlaf förderlich ist: helle Morgen, angenehm kühle Tage, dunkle Abende, frostige Nächte.

Am letzten Wochenende im Oktober stellen wir die Uhr eine Stunde zurück. Mich interessiert diese künstliche Zeitverschiebung nicht. Das hilft mir nicht, besser zu schlafen, es stört mich aber auch nicht. Für die Kinder ist es schlimmer, sie werden jeden Tag, das ganze Jahr über, immer zur selben Zeit müde und wach. An manchen Tagen wachen sie um sechs Uhr morgens auf, aber nun in der Winterzeit um fünf. Abends werden sie früher müde, aber wir versuchen, sie noch eine Viertelstunde länger wach zu halten, bis sie sich an den neuen Rhythmus gewöhnt haben.

Einen Dank an unsere Gesellschaft!

Die Regulierung der Sommerzeit wird nun in einer Reihe von Ländern erneut diskutiert. Bereits 1784 hatte Benjamin Franklin die Idee, die Zeit umzustellen, um das Tageslicht besser ausnutzen und somit effektiver arbeiten zu können. Ja, stimmt, das war doch der Mann mit dem Motto *Zeit ist Geld!*. Berüchtigt war er aber auch wegen seiner eigenen Schlaflosigkeit. So gesehen war Franklin ein frühes Exemplar eines irrationalen und destruktiven modernen Menschen: Er kämpfte des Nachts gegen seine Schlaflosigkeit an und nutzte die Tage, um den Nachtschlaf seiner Mitmenschen zu ruinieren.

Der Grundgedanke zur Einführung der Sommerzeit ist also, die Uhr eine Stunde vorzustellen, um nachmittags mehr Tageslicht zur Verfügung zu haben, sodass die Gesellschaft länger das tun kann, was eben in einer Gesellschaft so zu tun ist. Zu Franklins Zeit hieß das, in einer Textilfabrik zu arbeiten oder Häuser zu bauen. Heutzutage können wir diese gewonnene Stunde dazu nutzen, unseren Hund zu frisieren, zu bloggen oder Kommunikationsstrategien für Spitzenbosse zu entwickeln, die etwas getan haben, was sie nicht hätten tun sollen.

Die Verschiebung geht auf Kosten der Morgen und der normalen Zeit, das heißt des Zeitpunkts, an dem wir morgens zum ersten Mal dem Licht ausgesetzt sind. Mehrere Untersuchungen haben gezeigt, dass wir mit dem Übergang zur Sommerzeit schlecht zurechtkommen.[60] Den Übergang zur Winterzeit, wenn wir die Uhr eine Stunde zurückstellen, kann man mit dem Überspringen einer Zeitzone in westlicher Richtung vergleichen. Da unser eingebauter Tag-Nacht-Rhythmus einem 24,3 Stunden umfassenden Zyklus entspricht, macht der Körper diese Zeitverschiebung mit – auch wenn man nun plötzlich zeitiger, als man Lust hat, aus dem Bett muss, um mit den Kindern Zeichentrickfilme zu schauen. Umgekehrt, also die Uhr eine Stunde vorzustellen, bedeutet jedoch, eine Zeitzone in östlicher Richtung zu überspringen. Das ist jetzt gegen den uns von der Natur gegebenen inneren Rhythmus, der sich geltend machen will. Das, was der Gesellschaft nutzen soll, schadet dem Individuum. Der Schlaf verliert ein großes Stück seiner Einflusssphäre und wird von den Menschen der neuen, wachen, effektiven Welt in die Flucht geschlagen.

Mein Freund Njål hat jetzt eine Smartwatch mit Fitbit-App, die das meiste, was im Körper vor sich geht, messen kann, den Schlaf inbegriffen. Jetzt schickt er mir grafische Darstellungen von einigen seiner Nächte, in denen also sein Schlaf in Form eines Diagramms mit den Schlafphasen in unterschiedlichen Farben aufgezeichnet wurde. Nach einem geselligen Abend mit Freunden schläft er sieben Stunden, eine davon verteilt sich auf den Tief- und REM-Schlaf, die restlichen sechseinhalb Stunden der Nacht werden im Leichtschlaf beziehungsweise wach verbracht. In einer normalen Nacht, ohne vorher Alkohol getrunken zu haben, schläft er acht Stunden, eine davon ist Tiefschlaf, eine Stunde REM-Schlaf, der Rest Leichtschlaf oder Aufwachphase. Es scheint, als ob diese Diagramme Njål verwirren, denn er schreibt: *Ich merke nicht, dass die Fitbit-App irgendeinen Effekt hat.*

Es wird wohl noch etwas dauern, bis ich mir selbst eine Smartwatch kaufe. Nacht für Nacht die Zusammensetzung meiner Schlafphasen mitzuverfolgen würde mir nicht guttun. Alles, was das Selbst-Bewusstsein steigert, schadet dem Schlaf. Und kann man eigentlich auf ein Ding vertrauen, das man am Handgelenk festmacht?

Vier Monate war ich nun nicht auf Facebook, aber jetzt bin ich wieder dabei. Zweimal im Monat sage ich irgendetwas über meinen Status, normalerweise etwas Lustiges. Nur selten schreibe ich etwas über Sachen, die mich aufregen – und wenn, bereue ich es kurz darauf schon wieder. Ich vergebe Likes und checke, ob ich selbst welche bekommen habe. Das ist etwas, worüber ich am Anfang gelacht habe, jetzt ist das zu einer Art Wirklichkeit geworden, nach der ich mich ausrichte. Ich lese über andere Autoren, die (genau wie ich) ihre großartigen Leistungen vorzeigen – gute Zeitungsrezensionen, Verkauf einer Buchlizenz ins Ausland usw. Die sozialen Medien habe ich nicht vermisst, sie entsprechen eher einem Instinkt, der unterdrückt werden muss. Warum ist der Drang zu sehen, was andere tun oder meinen, so stark? Welche grundlegenden Instinkte verlangen, dass ich zu jeder Zeit über alles informiert werden und selbst alles kundtun muss? Warum muss ich, während meine Tochter Tanzstunde hat, erfahren, dass jemand, mit dem ich vor 35 Jahren zusammen zur Schule gegangen bin, sich jetzt eine neue Küchenlampe zugelegt hat? So etwas macht mich weder glücklich noch zufrieden, ganz im Gegenteil! Ich kann es nicht sein lassen, mein Leben mit der Summe aller anderen Leben zu vergleichen, und ich fühle in der Regel einfach nur Eifersucht oder Verzweiflung darüber, dass ich nicht das Gleiche zustande bringe wie andere. Auf Facebook zu sein heißt, allein allen anderen gegenüberzustehen, und meine Insomnie verstärkt das Ganze noch. Ich bin ein einsamer, schlafloser und ohnmächtiger Mensch in einem Meer von ausgeruhten und erfolgreichen anderen Menschen. Auf Facebook kann ich auch nicht von meinen Schlafstörungen berichten, über so etwas redet man da nicht. Nur wenn ich meine Beschwerden überwunden oder meine Niederlagen auf andere Weise in einen Sieg umgewandelt habe – zum Beispiel indem ich ein Buch darüber herausgebe –, kann man die Schlaflosigkeit zum Thema machen.

Als ich damals einsah, dass ich etwas mit meinen Schlafstörungen machen musste, meldete ich mich zuallererst bei Facebook ab, ohne jedoch eine medizinische oder psychologische Erklärung zu haben, warum das für mich wichtig war. Ich begriff nur, dass ich da rausmusste. Zuerst einmal musste ich klare Gedanken bekommen; und um besser schlafen zu können, brauchte ich weniger Unruhe in meinem Leben. Zum Zweiten musste ich meine Gedanken in verbindliche Bahnen lenken, das heißt, ich musste Gedanken zu Ende denken, anstelle von einem Gedanken zum anderen zu springen. Das gilt nicht nur für soziale Medien, sondern generell fürs Internet. Schlaflosigkeit und im Netz zu surfen schafft einen Teufelskreis. Je weniger ich geschlafen habe, desto schwieriger wird es, sich in irgendetwas zu vertiefen, sei es nun ins Schreiben, in ein Buch, ein Musikalbum oder eine längere gedankliche Überlegung. Das Gehirn will unmittelbar befriedigt werden, ohne sich verpflichten zu müssen. Facebook mit seinem Strom an Plattitüden und Absurditäten ist wie geschaffen für ein schlafloses Gehirn, noch dazu unverbindlich und kostenlos. Das Gleiche gilt für andere Internetseiten. Wenn ich nicht geschlafen habe, suche ich ausschließlich nach Unterhaltungsstoff. Eine längere Reportage über Pakistan? Nein, danke – da klicke ich eher auf einen Link über Vorteile von Schabefleisch gegenüber Hackepeter.

Um zu versuchen, meinen Handygebrauch zu begrenzen, habe ich mir eine App heruntergeladen, die mir zeigt, wie viel Zeit ich mit dem Handy verbringe. Im Laufe eines Tages sind das zwei Stunden oder mehr, an manchen Tagen sogar über drei Stunden. Ich schäme mich, ich möchte nicht jemand sein, der von seinem Smartphone abhängig ist. Solange ich aber nicht schlafen kann, komme ich nicht los davon. Das ist schon ein Teufelskreis. Und dann gibt es ja noch die vielen Computerbildschirme zu Hause und auf Arbeit und all die Zeit vor der Glotze. Jeden Abend, wenn die Nacht näher rückt, durchlaufe ich dieselbe Routine: Ich knipse die Lampe im Regal über dem Sofa aus, um nicht mehr die letzten Abendstunden direkt auf eine Lichtquelle zu blicken – und dann starre ich weiter auf den Fernsehbildschirm.

In den letzten Jahren habe ich damit angefangen, mein Handy oder mein iPad mit ins Bett zu nehmen, meist um Podcasts zu hören, eher selten, um einen Film zu schauen. Einfach nur dazuliegen, ohne irgendeine Form von Stimulanz, wie in den ersten dreißig Jahren meines Lebens, geht nicht mehr.

Als Kind durfte ich vor dem Schlafengehen zwei Minuten lang vor dem Bücherregal stehen, um mir die Lektüre für den jeweiligen Abend auszusuchen. Das war ein zweieinhalb Meter langes Bücherregal, das bis unter die Decke reichte und nicht mehr als 300 bis 400 Bücher enthielt, doch für mich war die Auswahl unermesslich. An manchen Abenden konnte ich mich nicht entscheiden, bevor mich meine Mutter ins Bett beorderte, und dann musste ich mir einfach irgendein Buch greifen, ohne zu wissen, was es war. Da riskierte ich dann, eine Sklaven-Saga von 700 Seiten oder einen erotischen Gegenwartsroman in die Hände zu bekommen. Okay, meine Eltern hätten besser aufpassen können, was ihr Neunjähriger mit ins Bett nahm, aber das damals war immer noch besser als das, was heute auf mich einstürzt, nämlich alles. Alles, was jemals als Text, Bild und Ton veröffentlicht worden ist, liegt mit nur ein paar Klicks in Reichweite, wie ich da so in meinem Bett liege. Täglich scheint sich die Menge zu verdoppeln, wenn auch der Tag weiterhin nur 24 Stunden hat.

Eine Studie aus den USA, für die 1.500 Erwachsene befragt wurden, zeigte, dass 90% von ihnen in der letzten Stunde vor dem Zubettgehen regelmäßig mobile elektronische Geräte benutzten.[61] Aber nicht nur die Technologie und unsere Gewohnheiten haben sich verändert, auch das Licht, das uns von all den neuen Bildschirmen entgegenstrahlt, ist neu.

LED-Licht, mit seiner langen Lebensdauer, ist heutzutage das neue, viele effektivere Licht in fast allen elektronischen Lichtquellen, all die leuchtenden Bildschirme, auf die wir starren, mitinbegriffen. LED ist eine Abkürzung für das englische *light-emitting diode* – auf Deutsch: Leuchtdiode oder Lumineszenz-Diode – für deren Erfindung 2014 drei Japaner den Nobelpreis erhielten. LED-Licht ist sehr energieeffizient und hat eine lange Lebensdauer – eine gute Nachricht in Bezug auf einen niedrigeren Stromverbrauch, aber eine schlechte für Menschen mit Schlafproblemen. Das Licht, das auf unser Auge trifft, beeinflusst im Gehirn den Tag-Nacht-Rhythmus und die Steuerung der Melatoninausschüttung, die wiederum den Einschlafprozess in Gang setzt. Erst wenn das Licht verschwunden ist, versteht das Gehirn, dass der Tag vorüber ist und dass es Zeit wird, zu schlafen.

Alles künstliche Licht gefährdet den natürlichen Tag-Nacht-Rhythmus. Aber warum ist dieses neue LED-Licht schlimmer als das »alte« Licht der Glühbirne?

Das für uns Menschen sichtbare Licht- beziehungsweise Farbspektrum verläuft vom kühlen Blau und Lila – das sind die kurzen Wellenlängen – bis hin zu warmem Gelb und Rot – die langen Wellenlängen. Sonnenlicht enthält das gesamte Spektrum. LED-Licht beinhaltet die meisten kurzen Wellenlängen. Unsere Rezeptoren in der Augennetzhaut sind besonders empfänglich für gerade dieses Kurzwellenlicht, wenn es darum geht, Tag- und Nacht-Signale ans Gehirn zu senden. Diese Sensibilität haben wir von unseren Vorfahren geerbt, die im Wasser lebten und die Fähigkeit entwickelt hatten, unter Wasser sehen zu können. Wasser filtert die langen Wellenlängen weg, deshalb erscheint es uns als blau. Auch deshalb sind Wasserwesen – und deren Nachkommen, also auch wir alle – empfänglicher für blaues Licht.[62]

Glücklicherweise gibt es heute einfache Methoden, wie man sich dem blauen Licht weniger aussetzen kann. Das blaue Licht verursacht, laut Walker, doppelt so großen Schaden bezüglich Tag-Nacht-Rhythmus, Ausschüttung von Melatonin und Nachtschlaf als das wärmere und gelbe Licht einer normalen Glühbirne – auch wenn beide Lichtquellen dieselbe Lichtstärke besitzen. Eine Untersuchung, für die man den Schlaf von gesunden Erwachsenen beobachtete, nachdem sie ein Buch anstatt eines E-Books auf dem iPad gelesen hatten, zeigt, wie viel schlechter die Schlafqualität wurde, wenn die Teilnehmer vor dem Schlafengehen auf einen Bildschirm gestarrt hatten: Die Melatoninausschüttung erfolgte drei Stunden später und ihr Höhepunkt wurde nicht, wie vorgesehen, vor Mitternacht erreicht, sondern erst am frühen Morgen.[63] Die Teilnehmer brauchten länger, um einzuschlafen, bekamen viel weniger REM-Schlaf, fühlten sich am nächsten Tag weniger erholt und müder.

2

Meine Kinder werden durch das blaue Licht nicht so korrumpiert wie ich. Ein oder zwei Stunden sehen sie noch fern, bevor sie schlafen gehen, aber nicht mehr. Wenn sie im Bett sind, lese ich ihnen noch etwas vor und dann singen wir noch zusammen ein Lied. Wenn sie dann zur Ruhe gekommen sind und einschlafen, werde ich, wie ich da so sitze und warte, selbst müde. Anstatt aber diesem Impuls nachzugeben, mich neben sie zu legen und zu schlafen, halte ich mich mit Surfen auf dem Handy wach.

Warum lege ich mich nicht hin und schlafe, wenn ich merke, dass ich müde werde? Weil ich weiß, dass ich, wenn ich zur selben Zeit wie die Kinder, also so gegen acht, einschlafe, dann gegen Mitternacht wieder aufwache und vor dem Morgengrauen nicht wieder einschlafen kann. Line geht es genauso, wenn sie mit den Kindern einschläft. Schlafe ich schon gegen acht ein, dann stört das den Rhythmus, den ich mich so sehr bemühe einzuhalten, nämlich: mit der Familie um halb sieben aufzustehen, um acht auf Arbeit zu sein, um vier wieder nach Hause zu fahren, dann mit meiner Familie zu essen und Zeit und den Abend mit ihnen zu verbringen oder Freunde zu treffen, bevor ich mich guten Gewissens um elf hinlegen kann.

Sich um acht hinzulegen und dann später die halbe Nacht herumzurumoren ist etwas für Eigenbrötler, aber in früheren Zeiten war das faktisch ganz normal.

Der Amerikaner Roger Ekirch, Professor für Geschichte, wies bereit 2001 darauf hin, dass unser heutiges Schlafmuster – jede Nacht acht Stunden zusammenhängenden Schlafes – eine neue Errungenschaft sei.[64] Auf welche Weise Ekirch das damalige Schlafmuster eines großen Teils der Weltbevölkerung entdeckte, sagt auch etwas darüber, wie schwierig es ist, historische Erkenntnisse über den Schlaf zusammenzutragen. Die gesamte Archäologie und Geschichtsforschung fußen auf früheren Aktivitäten *wacher* Menschen: wie wir Menschen arbeiteten, aßen, jagten, welche Götter wir verehrten, wie wir unsere Toten beerdigten. Die Spuren davon finden sich in allem: von kleinem Werkzeug, das in der Erde begraben gelegen hat, bis hin zu den großen Abdrücken in unserer Zivilisation. Die Menschen haben Städte und Länder erschaffen auf der Jagd nach der Befriedigung all ihrer Bedürfnisse – außer dem einen Bedürfnis. Wenn man schläft, hinterlässt man keine Spuren für die Nachwelt. Dass das Schlafmuster der Menschen von vor hundert Jahren erst 2001 entdeckt wurde, zeigt, wie wenig wir über die Geschichte des Schlafes wissen.

Alles begann damit, dass Ekirch in seinem ursprünglichen Forschungsprojekt – über die Nacht im vorindustriellen Zeitalter – unter anderem in Geoffrey Chaucers *Die Canterbury-Erzählungen* ihm unverständliche Querverweise auf den Schlaf fand. Die Erzählungen wurden Ende des 14. Jahrhunderts geschrieben. In einer der Erzählungen steht eine der Figuren auf, nachdem sie das »erste Mal« geschlafen hat, und legt sich später wieder hin. Auch Homer schreibt in der *Odyssee* etwas über den ersten Schlaf. Zwischen den beiden Werken liegen mehr als 2.000 Jahre, doch beide

Texte zeigen, dass die Menschen – jedenfalls in jenen Zeiten – im Verlaufe der Nacht in zwei Durchgängen schliefen. Man legte sich kurz nach Sonnenuntergang schlafen und schlief dann circa vier Stunden. Gegen eins in der Nacht wachte man wieder auf. Im Laufe der Nacht waren die Leute für kurze Zeit auf und taten das, was man so im Dunkeln machen konnte: Man hatte die Energie und die Möglichkeit für Sex, man konnte zu Gott beten, Wasser lassen usw.

Früher war es einfacher, dem Rhythmus des Lichts zu folgen: Die Sonne ging auf – es wurde hell. Die Sonne verschwand – es wurde dunkel, richtig dunkel, denn es gab keine einzige andere Lichtquelle. Wenn kein Mond schien, konnte man noch nicht einmal einen Meter weit blicken. Das Einzige, was man tun konnte, war, sich hinzulegen und darauf zu warten, dass es wieder hell wurde. Und hoffentlich war man dann an einem Ort, an dem man vor Raubtieren, die ja im Dunkeln gut sehen können, sicher war.

Einzig und allein unser kreisender Planet bestimmte, wann die Menschen Licht hatten und wann nicht. Der Tag-Nacht-Rhythmus sorgte dafür, dass man stets unzweifelhaft wusste, wie spät es war. Die Signale, die im Gehirn den Nucleus suprachiasmaticus, auch *suprachiasmatischer Kern* genannt, erreichten, waren unmissverständlich: Jetzt ist Nacht und Schlafenszeit. Melatonin wurde im Gehirn ausgeschüttet, alle konnten schlafen.

Laut Bibel waren Gottes erste Worte *Es werde Licht!*. Seit damals hat der Mensch diese Aufgabe selbst in die Hand genommen. Der Mensch ist ein visuelles Wesen – über ein Drittel des Gehirns ist der Verarbeitung von visueller Information gewidmet. Wir orientieren uns zuerst einmal danach, was wir sehen können. Fühlen, Schmecken und Hören kommen erst später. Wahrscheinlich deshalb haben wir uns langsam, aber sicher die dunkle Nacht untertan gemacht: *Sollten wir als Art etwa nicht die ganze Zeit sehen können? So läuft das nicht!*

In einer südafrikanischen Höhle wurden eine Million Jahre alte Aschereste eines, wie man glaubt, Lagerfeuers gefunden.[65] Dass das Licht des Lagerfeuers die Schlafgewohnheiten unserer Vorfahren beeinflusst haben soll, ist jedoch wenig wahrscheinlich; jenseits der Glut des Lagerfeuers war die Welt immer noch dunkel und unbekannt. Erst viel später gab es Wachskerzen, dann Öllampen, also Erfindungen, die es den Menschen ermöglichten, auch nach Einbruch der Dunkelheit noch auf zu bleiben – auch wenn diese Lichtquellen nicht gerade die ganze Welt beleuchteten. Die erste öffentliche Lampe wurde 1318 vor dem Grand Châtelet in Paris aufgehängt. 560 Jahre später, am 21. Oktober 1879, gelang es Edison, einen Kohlefaden 14,5 Stunden glühen zu lassen. Das elektrische Licht war erfunden. Die Nacht war der letzte große Kontinent, den der Mensch endlich erobern und erforschen konnte. Die Dunkelheit musste weichen und zusammen mit ihr der Schlaf.

Ein amerikanisches Experiment, das fast zeitgleich mit Ekirchs Entdeckungen durchgeführt wurde, fand Spuren dieses alten Schlafmusters bei modernen Menschen.[66] Die Wissenschaftler entzogen einer Gruppe von Menschen alles künstliche Licht, sodass ihnen nur das Tageslicht blieb. Vierzehn Stunden am Tag waren sie von Dunkelheit umgeben und in den ersten Wochen schliefen sie so wie immer, wie alle modernen Menschen, nämlich zusammenhängend und die ganze Nacht. Doch dann änderte sich das Muster: Sie begannen kurz nach Mitternacht aufzuwachen und erst gut eine Stunde danach wieder einzuschlafen. Bluttests ergaben, dass das Stressniveau der Versuchspersonen in dieser einen Stunde zwischen der ersten und der zweiten Schlafphase am niedrigsten war. Sie adaptierten das Schlafmuster, an das sich unsere Vorfahren vor mehreren Hundert Jahren schon hielten. An den wenigen bewohnten Orten der Erde, die noch keine künstliche Beleuchtung haben, gibt es immer noch Bevölkerungsgruppen, die nachts in zwei Durchgängen schlafen.[67]

3

H*allo Schlafloser!*

So beginne ich einen Beitrag im Internetforum *Reddit*. Ich schreibe, dass ich gern mit jungen Leuten, die Schlafstörungen haben, Kontakt aufnehmen möchte. Ich warte ein paar Tage, bekomme aber keine Antwort. Entweder will niemand mit mir über das Thema reden, oder aber ich bin jetzt zu alt, um zu wissen, wie man zu jüngeren Leuten Kontakt herstellt.

Ich selbst bin ins Zeitalter von Fernseher, Radio und Glühbirnen hineingeboren worden. In den Siebzigern schauten meine Eltern in der Regel noch mehrere Stunden nach Sonnenuntergang fern. Dann nahmen sie sich vielleicht noch ein Buch oder eine Zeitschrift mit ins Bett. Sie schliefen die Nacht durch, blieben morgens gern noch etwas länger liegen, wenn es ein Feiertag oder Wochenende war, auch wenn die Sonne schon längst aufgegangen war. Dieses Muster habe ich für mein eigenes Leben, auch als Erwachsener, übernommen, wenn auch mit ein paar wenigen, aber deutlichen Änderungen bezüglich des Fernsehprogramms in den Achtzigern und Neunzigern. Erst als ich Mitte 30 war, tauchten Smartphone und Facebook auf.

Was ist mit denen, die außer unserer heutigen Welt keine andere mehr kennen? Welches Verhältnis haben sie zu den neuen Technologien und wie beeinflusst ihr Nutzerverhalten ihren eigenen Schlaf? »Bei jungen Erwachsenen und jugendlichen Gymnasiasten ist Insomnie besonders ernst zu nehmen«, sagte der Schlafforscher Børge Sivertsen, als er mit mir über Insomnie in der norwegischen Bevölkerung sprach. Wenn das stimmt, was sind die Gründe?

Liv, meine Schicksalsgenossin beim Schlaf-Yoga, arbeitet seit zehn Jahren an einem Gymnasium und sagt, sie sehe eine erschreckende Veränderung bezüglich der Schlafgewohnheiten der Jugendlichen. Sie meint, das habe unter anderem etwas mit der technologischen Entwicklung zu tun. »Vor zehn Jahren sahen wir in der Schule deutliche Anzeichen von Computerspielabhängigkeit bei Jungen. Sie spielten nachts, kamen zu spät zur Schule und ihre schulische Arbeit litt darunter. Am Ende brachen viele die Schule ab«, sagt Liv nach einer unserer Yogastunden und fügt noch hinzu: »Aber seit es Smartphones gibt, ist es für viele noch schlimmer geworden.«

Liv erzählt von einer Wandertour, die sie mit einer Schulklasse gemacht hat. Während der Wanderung wurden wie üblich alle Handys eingezogen. »Einige der Jugendlichen waren wirklich verzweifelt, als es hieß, sie müssten ohne ihr Handy schlafen gehen. Sie wussten nicht, was sie tun sollten, um schlafen zu können.«

»Klingt nach mir«, sage ich.

»Wenn ich mit ihnen über ihre schlechten Schlafroutinen rede, dann sagen viele, sie hätten schon seit Jahren Probleme mit dem Schlafen. Und wenn ich ihnen vorschlage, ohne Handy schlafen zu gehen, antworten sie, dass das nicht ginge, denn was sollten sie dann in den vier Stunden, die sie noch wach liegen, machen? Das ist wie mit einem Alkoholiker zu reden: Die eine Sache, die sie zugrunde richtet, ist die einzige, von der sie glauben, sie würde ihnen helfen. Ich sehe so viele müde Jugendliche, die zu spät kommen, die im Klassenraum sitzen und frieren und in der Stunde einschlafen.«

Liv seufzt. »Als ob wir nun eine Gesellschaft haben, in der niemand mehr Wert legt auf Schlaf.«

An einem Nachmittag zwei Wochen später bekomme ich eine Nachricht von einem der Web-Administratoren von *Reddit*; durch einen Fehler wurde meine Anfrage an die schlaflosen Jugendlichen gelöscht, was sie erst jetzt bemerkt hätten. Wenn ich möchte, könne ich den Beitrag noch einmal publizieren.

Ich starte einen neuen Versuch. Falls es irgendwo schlaflose Menschen gibt, die bereit sind, mit mir zu reden, dann sollen sie Kontakt aufnehmen, schreibe ich. Dann schicke ich eine Mail an den Web-Administrator, damit mein Beitrag nicht noch einmal gelöscht wird. Als ich den Laptop gerade zuklappen will, sehe ich eine Mail von einem mir Unbekannten:

Habe deinen Post auf Reddit gesehen. Habe schon mein ganzes Leben lang unterschiedlich starke Probleme mit dem Schlafen und nehme Medikamente, um schlafen zu können.

Jemand hat geantwortet, und das schon nach wenigen Minuten! Voller Eifer beginne ich, eine Antwort zu schreiben, weiß aber nicht, wie ich das anstellen soll. Ich will dem Betreffenden einfach nur eine Rückmeldung geben. Doch noch bevor ich fertig geschrieben habe, kommt noch eine Mail:

Bin ein neunzehnjähriger Mann, der schon immer riesige Probleme mit dem Schlafen hat.

Und dann kommt eine weitere Mail:

Bin männlich, 22, habe viele Probleme mit dem Schlafen. Wenn du mit mir reden möchtest, kontaktiere mich einfach.

Während ich die dritte Mail lese, kommt noch eine. Von einem jungen Musiker, der, wenn er auf Tour ist, so schlechte Schlafroutinen hat, dass er, wenn er dann nach Hause kommt, nicht mehr schlafen kann. Und dann kommt noch eine Mail von einem Jungen, der nicht mehr normal geschlafen hat, seitdem er klein war. In den nächsten Stunden kommen E-Mails von schlaflosen Leuten aus dem ganzen Land, die meisten sind Anfang oder Mitte

20, einige etwas jünger, viele junge Männer. So viele junge Leute können nicht schlafen! In den nächsten Tagen kommt eine Flut von E-Mails und mit ihr die Panik. Ich suchte nach Schlaflosen, die habe ich nun gefunden.

Was mache ich jetzt?

Bei einigen ist schwer zu erkennen, wie ernst ihr Problem ist: Wenn sie sagen, sie hätten Probleme mit dem Schlafen, bedeutet das, dass sie nur ab und an eine schlechte Nacht haben, wie alle Leute? Bei anderen Nachrichten besteht kein Zweifel: Die Absender berichten von langjährigen, ernsthaften Schlafstörungen, von Medikamenten und von all dem anderen, was sie bisher versucht hätten. Ich möchte keine Leute interviewen, von denen ich glaube, sie haben keine Insomnie. Gleichzeitig möchte ich auch niemanden wegscheuchen, der ernst zu nehmende Schlafstörungen hat. Eine andere Sache, die ich nicht vergessen darf, wenn ich mit den jungen Leuten rede, die über ihren Schlaf klagen, ist, dass viele von ihnen eine verzögerte Schlafphase erleben, das heißt, dass sie aufgrund ihres jungen Alters genetisch disponiert sind, später schlafen zu gehen und aufzustehen, als es die Schule und die übrige Gesellschaft von ihnen erwarten. Das ist nicht dasselbe wie Insomnie, auch wenn es so aussehen kann: eine miserable Schlafroutine, schlechter Schlaf, wenig Energie im Alltag.

Um von jedem Einzelnen mehr zu erfahren, frage ich bei allen zurück: *Ist dein Schlafmangel so schlimm, dass dein Alltag darunter leidet? Würdest du kurz beschreiben, wie du schläfst?* Von einigen höre ich dann nichts mehr. Die meisten E-Mails kommen mitten in der Nacht oder spät am Abend. Vielleicht wollen die Absender in ihrer Verzweiflung über die Schlaflosigkeit einen Hilferuf loswerden. Vielleicht haben sie, wenn sie meine Antwort erhalten, schon wieder gut geschlafen und es macht für sie keinen Sinn mehr, mit jemand anderem über ihre Insomnie zu reden. Diejenigen aber, die mir wieder antworten, berichten detailliert davon, wie lange sie wach liegen, wie oft sie nachts aufwachen, welche Medikamente sie nehmen, welche anderen Dinge sie versucht haben und wie lange sie schon Probleme mit dem Schlafen haben. Nach und nach zeichnen sich einige Fälle deutlicher ab und ich müsste nun mit den Leuten reden. Ich kann mir nicht helfen, aber irgendwie stellt sich bei mir Begeisterung ein: Der Schlafforscher hatte wirklich recht!

»Meine Schlafstörungen begannen irgendwann in der 6. oder 7. Klasse. Ich hatte viele blöde Angewohnheiten, wie zu lange vor dem Bildschirm zu hocken, bevor ich schlafen ging. Ich habe viele Computerspiele gespielt, ferngesehen, mein Handy benutzt, um mich abzulenken. Und dann lag ich nachts immer länger wach, bevor ich einschlafen konnte. Und jedes Mal, wenn mir langweilig war, bin ich hoch und habe PlayStation oder mit meinem Handy gespielt.«

Markus ist 21 und hat vor ein paar Jahren das Gymnasium abgeschlossen. Er kann erst spät in der Nacht einschlafen und liegt oft bis zum Morgengrauen wach. Markus ist einer von vielen jungen Leuten, deren Schlafroutine durch zu viel Zeit vor dem Bildschirm und zu viele Stimuli gelitten hat. Was in der Grundschule beginnt, wird in der Oberstufe immer schlimmer: Nach den schlaflosen Nächten fällt es schwer, morgens hochzukommen, regelmäßig zur Schule zu gehen oder die Noten zu halten.

Er ist der Erste, den ich telefonisch erreiche. Um sich mit jungen Leuten verabreden zu können, die kein normales Berufs- oder Familienleben haben und noch dazu Probleme, normale Schlafenszeiten einzuhalten, muss man flexibel sein. Es ist spät am Abend, als ich endlich mit ihm reden kann. Er antwortet höflich auf meine Fragen.

»Ich war fast jeden Tag zu spät dran. Wenn ich einmal pünktlich war, dann nur deshalb, weil ich überhaupt nicht geschlafen hatte, das heißt, dann hätte ich es mir eigentlich auch sparen können. Wenn ich zu wenig Schlaf bekomme, ist mein Kopf schwer und meine Stimmung fällt ab, die Konzentration leidet und überhaupt alles. Oft kam ich gar nicht erst vor 11 Uhr in die Schule. Zum Glück hatte ich Lehrer, die in Bezug auf meine Fehlstunden oft ein Auge zudrückten. Ich habe verschiedene Schlafmittel ausprobiert, unter anderem Melatonin, aber gebracht hat es fast nichts. In meinem letzten Schuljahr hatte ich eine Taktik, die darauf hinauslief, dass ich gleich nach der Schule nach Hause ging und schlief, gegen eins in der Nacht wieder aufstand, mich bis zu Beginn des Unterrichts und während des Schultages wach hielt, um nicht wegen Fehlstunden durchzufallen.«

»Warst du der Einzige, der mit dem Schlafen Probleme hatte?«

»Nein, in meiner Klasse gab es noch andere.«

Heute arbeitet Markus als Verkaufsleiter eines Callcenters nur an den Nachmittagen und denkt, er bekommt den Schlaf, den er braucht. Allerdings nicht ohne Medikamente.

»Früher habe ich *Vallergan* genommen, mit dem ich schlafen konnte, das aber unglaubliche Nebenwirkungen hatte. Das fühlte sich an, als ob man zehn Tage hintereinander besoffen war. Jetzt nehme ich *Truxal*. Das macht mich müde und lässt mich weniger grübeln.«

»Würdest du sagen, dass du viel grübelst?«

»Ja, meine Gedanken gehen in sehr verschiedene Richtungen und dann liege ich da und kann nicht schlafen. Ich verliere schnell die Konzentration und habe keine Geduld. Wenn ich nicht müde bin, ziehe ich schnell mein Handy raus oder greife mir ein Buch.«

»Hast du einen Plan?«, frage ich. »Ich meine, was die Tabletten betrifft. Haben dein Arzt und du einen Plan?«

Was ich mich eigentlich frage, ist: *Du hast dein ganzes Leben ja noch vor dir und diese Schlafstörungen können deiner Ausbildung, deiner Arbeit und einem normalen sozialen Leben im Wege sein. Was will dein Arzt gegen deine Probleme tun, abgesehen davon, dir Tabletten zu verschreiben, die dir nur jeweils eine Nacht lang helfen?*

»Ich werde die Tabletten nicht für immer brauchen. Im Moment funktionieren sie aber so optimal, wie es eben geht. Ich glaube nicht, dass ich sie so schnell absetzen werde. Ich weiß, die Tabletten sind eine vorübergehende Lösung. Ich fange bald an zu studieren und dazu brauche ich Disziplin. Da muss ich mich dann zwingen, aufzustehen. In der Abiturstufe hatte ich diese Disziplin nicht«, sagt Markus.

Ein paar Tage später rede ich mit Stian, dem zweiten schlaflosen jungen Mann, über Skype: »Ich schlafe drei, vier Stunden, bevor ich mitten in der Nacht wieder aufwache. Und dann kann ich nicht mehr einschlafen«, berichtet er. »Ich versuche es ja, aber es geht nicht. Dann nehme ich mir meinen Laptop für ein paar Stunden, bevor ich in die Schule muss. Und dann muss ich irgendwie durch den Tag kommen. Schon morgens habe ich Probleme, mich zu konzentrieren. Wenn ich durch irgendetwas abgelenkt werde, geht nichts mehr. Dann gehe ich nach Hause und schlafe so lange, bis ich ausgeschlafen habe – eine bis drei Stunden. Ich muss schlafen, wenn ich unter Menschen gehen will und mich auf sie einlassen soll. Immer funktioniert es aber auch nicht, nachmittags zu schlafen, wenn ich wach liege und diesen Druck spüre: Jetzt musst du schlafen! Elektronische Gadgets haben viel mit meinem Schlaf zu tun«, erzählt er. »Dass wir immer alle rund um die Uhr erreichbar sein sollen, beeinflusst, glaube ich, meinen Schlaf und den von vielen anderen auch.«

Stian wurde als Zwölfjähriger von *World of Warcraft*, einem Computerspiel, abhängig. Das veränderte seine Schlafgewohnheiten: Er begann, spät ins Bett zu gehen, und schlief dann in all den Jahren in der Mittelstufe schlecht. Jetzt, wo er im nordnorwegischen Bodø Sozialarbeit studiert, sind seine Schlafstörungen noch viel schlimmer geworden. Er nimmt *Seroquel*, ein Medikament zum Einschlafen. Davor war es *Vallergan*. Stian erzählt, dass er gerade mitten in seiner zweiten langen Depression sei. 2018 war er als Patient im Krankenhaus, auf einer Station für leichtere psychische Erkrankungen. In den sieben Wochen dort schlief er gut. Auch damals spielten die technischen Gadgets oder besser gesagt: das Fehlen derselben eine wichtige Rolle:

»Auf der Station hatten sie Probleme mit dem Internet, abends hatte ich einfach keinen Zugang. Also fing ich an, Bücher zu lesen oder mit den anderen dort Brettspiele zu spielen oder mich mit ihnen zu unterhalten. Am Ende des Aufenthaltes und als ich wieder draußen war, schlief ich schon nach einer halben Stunde ein und dann acht bis neun Stunden die Nacht durch, das heißt, dieses Sich-Distanzieren half mir sehr. Neulich habe ich gehört, dass sie jetzt auf Station wieder Internet haben, und jetzt hocken alle auf ihren Zimmern und surfen im Netz.«

»Wenn dein Schlaf ohne diese Gadgets offenbar besser wird, warum benutzt du sie denn dann wieder?«, frage ich ihn.

»Ich weiß nicht. Das ist schon schwer, mit so einer Angewohnheit zu brechen. Vor einem Jahr hatte ich ein Praktikum in einer Grundschule; da habe ich gemerkt, wie unheimlich diese sozialen Medien sind. In denen will man die Leute binden, besonders die Jugendlichen, die sich leicht manipulieren lassen. Die Schüler dort schickten sich via Snapchat die ganze Zeit irgendwelche sinnlosen Bilder, nur um die Snapstreak aufrechtzuerhalten. Alle Beziehungen der Kinder untereinander liefen übers Handy. Die riefen sich nachts gegenseitig an und die meisten erwarteten, dass alle immer erreichbar sind«, erzählt Stian und weiter: »Zu wenig Schlaf ist ein permanentes Problem für sehr, sehr viele Schüler in der Grundstufe. Sie sind wie ich, sie haben das Handy nachts neben dem Bett liegen, um zu sehen, ob jemand sie erreichen wollte oder ob etwas Wichtiges passiert ist. Das ist schon eine Art Abhängigkeit. Ich habe mir ein Programm heruntergeladen, einen Bildschirmfilter, damit ich vor dem Schlafengehen nicht auf blaues Licht starre.«

Gegen Ende des Gesprächs kann ich mich nicht mehr zurückhalten: »Nur ein Tipp: Für solche wie uns gibt es eine Behandlungsmethode, von der alle Schlafforscher meinen, sie sei die beste von allen.«

»Ach ja?«, meint Stian.

»Das werde ich nächste Woche mal selbst ausprobieren«, sage ich noch.

NOVEMBER. DER FRÜHSTÜCKSCLUB.

1

Schlaf-Buddys!« Einige stehen auf, andere bleiben sitzen. Wir hier in dem kleinen, frisch gewienerten, aber etwas muffelnden Warteraum des diakonischen Lovisenberg-Krankenhauses in Oslo kennen uns alle nicht. Es ist der vorletzte Tag im Oktober und draußen liegt schon der erste Schnee, auch wenn die fünf Zentimeter, die es im Laufe der Nacht geschneit hat, gerade durch den Regen wieder verschwinden. Die Wartezeit habe ich genutzt, um herauszufinden, wer hier wegen seiner Schlafstörungen ist und wer nicht. Es ist schwer, irgendwelche sozialen oder demografischen Merkmale auszumachen: Alle sitzen mit ihren dunklen Winterjacken da und halten sich ihre Handys vors Gesicht. Jedes Mal, wenn ich sicher bin, einen Insomniker entdeckt zu haben, wird er oder sie von einem anderen Therapeuten aufgerufen.

Aber jetzt sind wir endlich dran.

»Alle, die zum Schlaftraining wollen: Mitkommen!«

Erst jetzt, wo wir aufgerufen werden und aufstehen, sehe ich, wer die anderen sind. Der Therapeut wartet nicht: Genauso schnell, wie er den Kopf durch die Tür gesteckt und uns aufgerufen hat, ist er auch wieder weg, und wir bemühen uns, ihm so gut es geht zu folgen. Die Räumlichkeiten sind so langweilig wie eine historische Filmkulisse: grelle Beleuchtung, niedrige Decken und ein glänzender Linoleumboden. Das Aufregendste hier drinnen sind noch die rostroten Backsteinwände. Und natürlich nicht zu vergessen die silbergrauen Hinweisschilder mit aufgeklebten schwarzen Buchstaben, die irgendwann in den Siebzigern in ganz Norwegen aufgehängt wurden. Wir laufen durch einen Flur, dann durch noch einen, dann im Verwaltungsgebäude durch so etwas wie eine Kantine in einen neuen Flur und dann eine Treppe hoch. Hier oben müssen alle hintereinander stehen bleiben und warten, denn irgendetwas stimmt wohl nicht mit der Raumbuchung und dann ist doch alles okay. Wir betreten einen kleinen Raum, der genauso traurig und beengt ist wie alle anderen in diesem Gebäude. Licht durch das große, runde Dachfenster könnte die Stimmung etwas heben, aber genau jetzt sieht man dadurch nur den spätherbstlichen Nachmittagshimmel. Außerdem sind da Gitter vor dem Fenster.

Haben schon viele versucht, von hier aus zu fliehen?

Wir rücken die abgenutzten Stühle und Tische zu einem Viereck zusammen und setzen uns so, dass jeder anderen gegenübersitzt. Irgendwie fühlt sich das Ganze solidarisch oder hoffnungsvoll an. Wir kennen uns nicht, wissen nichts voneinander, außer dass alle hier sind, weil sie besser schlafen wollen.

Ruhe tritt ein. Nervöses Lächeln, Blicke. Endlich kann ich mich umschauen. Faszinierend: Ich sehe diese Gruppe von Leuten und weiß, dass *alle hier schlecht schlafen*. Hätte ich nicht gewusst, dass der Zweck dieser Versammlung darin besteht, besser schlafen zu können, wäre mir das nie eingefallen. Wen hatte ich mir als Teilnehmer eigentlich vorgestellt? Vielleicht Figuren wie aus einem Ingmar-Bergman-Film: magere, verwelkte Frauen und Männer mit guter Ausbildung, hohem Haaransatz und dem Hang, sich selbst im Weg zu stehen?

Stattdessen sehe ich ganz normale Leute. Nicht jeder für sich genommen, aber als Gruppe gesehen, ist das eine ganz normale Versammlung von Norwegern. Man hätte uns an einem Donnerstagvormittag in der Osloer U-Bahn zusammen in einem Abteil finden können. Neben mir sitzt ein Riese von einem Mann in einer Klempnermontur, mit Tattoos auf Händen und Unterarmen. Beim Vorsprechen für einen Bergman-Film hätte er vielleicht kein Glück, aber hier sitzt er nun. Auf der anderen Seite neben mir sitzt eine Frau in mittleren Jahren, die vielleicht einen kleinen Bauernhof haben könnte. Dann sind da noch ein älterer Mann, eine Frau mit Migrationshintergrund, ein paar Vertreter des eher heruntergekommenen Teils der Bevölkerung – mit eingeknickten Knien und heiserer Stimme. Nur einer sieht aus, als hätte er die gleichen demografischen Merkmale wie ich: ein Mann in meinem Alter, der im Sitzen schon eingeschlafen ist.

Sieben Frauen und fünf Männer. Zwölf Menschen.

Schlaf-Buddys.

Die beiden Therapeuten stellen sich zögernd, bedachtsam vor. Haben sie Angst, dass wir jeden Moment zusammenbrechen könnten? Oder machen sie das hier zum ersten Mal? Nein, sie leiten das Schlaftraining schon seit zwei, drei Jahren, wie sie erzählen. Und das Schlaftraining sowie die Behandlung gibt es schon seit zehn Jahren. Seit zehn Jahren schon! Und ich hätte schon vor zehn Jahren hier sitzen können! Ich weiß ja noch nicht, ob das hier helfen wird, aber ich habe das Gefühl, dass ich noch nie so dicht dran war.

Diese Methode wird vom amerikanischen Ärzteverband als die bevorzugte Behandlung für Insomniepatienten empfohlen. Auch die drei Schlafforscher, mit denen ich gesprochen habe, verwiesen darauf und der Schlafforscher Børge Sivertsen nennt sie *den Goldstandard.* Norwegische Forscher bezeichnen sie als kognitive Verhaltenstherapie für Insomnie. Seit 2018 haben wir ganz offiziell *eine nationale Richtlinie für die Untersuchung und Behandlung von Insomnie*, die die Schlussfolgerung zieht, dass diese Behandlung »für Erwachsene über 18 Jahren als erste Wahl bei chronischer Insomnie« empfohlen wird. Es ist gründlich wissenschaftlich dokumentiert, dass acht von zehn Patienten durch die Anwendung dieser Methode eine erhebliche Verbesserung ihres Schlafes erleben und dass die Wirkung anhält. Auch eine norwegische Studie belegt, dass die Behandlung eine bessere Wirkung hat als Schlafmittel.[68]

Worin besteht nun aber dieser Goldstandard?

Die Behandlung kann individuell erfolgen, in Form einer Gruppentherapie oder sogar in Form einer Selbsthilfe, und der Grundgedanke ist, dass sie den Bedürfnissen des Einzelnen angepasst werden kann. Traditionell besteht die Behandlung aus fünf verschiedenen Modulen, unter denen man wählen kann: Schlafhygiene, Stimulanzkontrolle, Schlafrestriktion, kognitive- und Entspannungstechniken.

Alle Versammelten hatten bereits eine persönliche Konsultation bei einem der beiden Therapeuten. Das war ein kurzes Gespräch, nicht mehr als fünfzehn Minuten, denke ich mal. Ich erzählte meine Geschichte, fast schon eine Art Standardpräsentation, die ich in den letzten acht Monaten ausgearbeitet hatte: Meine Schlafprobleme – was, wie, wann, aber nicht so viel warum. Als ich meine guten und schlechten Phasen erwähnte, das heißt, wie ich die eine Woche gut drauf sein konnte und in der nächsten am Boden zerstört und wie der Schlaf diese Berg- und Talfahrten entweder einleitete oder ihnen folgte, zuckte der Therapeut mit den Achseln. »Das könnte so etwas wie Zyklothymie sein«, sagte er, bevor er mit der Befragung weitermachte.

Als ich zu meiner ersten Konsultation ging, wurde mir klar, dass das Schlaftraining lediglich ein paar Minuten Fußweg von zu Hause weg stattfand. Da wusste ich nicht, ob ich heulen oder lachen sollte. Ich war in der ganzen Stadt unterwegs, auf der Suche nach einer Behandlungsmethode für meine Schlaflosigkeit – und jetzt gibt es das beste Angebot gleich um die Ecke!

Die Situation erinnert mich an eine Gruppentherapie, wie ich sie aus dem Fernsehen kenne: Zwölf unterschiedliche Leute mit fast den gleichen Beschwerden, einer nach dem anderen erzählt, Tränen, intime und intensive Berichte über unsere kaputten Leben.

Plötzlich werde ich nervös. Habe ich etwas zu erzählen? Habe ich *eine Geschichte*? Das Geräusch von raschelnden Allwetterjacken, jemand schnieft, jemand anderes hustet. Einer der Psychologen steht auf und rückt das Whiteboard drüben in der Ecke des engen Raumes zurecht.

Kontrolle des Tag-Nacht-Rhythmus, schreibt er und schaut uns an: »Das bedeutet, jeden Morgen zur selben Zeit aufzustehen, sowohl an den Wochentagen als auch am Wochenende. Die Uhrzeit können Sie selbst wählen, was auch immer Ihnen am besten passt. Aber wenn Sie sich entschieden haben, dann müssen Sie sich auch daran halten – und zwar jeden Tag!«

Neues Wort: *Stimulanzkontrolle.*

»Sie sollen Ihrem Gehirn beibringen, dass Schlafzimmer und Bett ausschließlich mit Schlaf assoziiert werden. Deshalb dürfen Sie im Bett lediglich zwanzig Minuten wach liegen. Wenn Sie dann nicht eingeschlafen sind, müssen Sie wieder aufstehen und das Schlafzimmer verlassen.«

Zum Schluss schreibt er: *Schlafmangel.*

»In keiner Nacht sollten Sie länger im Bett liegen, als sie tatsächlich schlafen. Wenn Sie zum Beispiel in der Nacht durchschnittlich sechs Stunden schlafen, dann sollten Sie nicht mehr als sechs Stunden im Bett verbringen. Allerdings sollte auch niemand von Ihnen unter das Minimum von fünfeinhalb Stunden pro Nacht kommen. Weniger als das kann man nicht verantworten. Sie sollten einen Zeitumfang finden, der Ihnen passt, und sich Nacht für Nacht, Woche für Woche daran halten. Und dann können wir diesen Zeitumfang nach und nach ausdehnen.«

Der zweite Therapeut übernimmt.

»Wenn Sie zum Beispiel durchschnittlich sechs Stunden schlafen und morgens um sieben aufstehen müssen, um zur Arbeit zu gehen, heißt das, dass Sie bis nachts um eins wach bleiben müssen. *Sie dürfen sich nicht früher hinlegen!* Hinzu kommt: Wenn Sie um vier

Uhr nachts aufwachen und nach zwanzig Minuten noch nicht wieder eingeschlafen sind, müssen Sie aufstehen. Dann warten Sie mit dem Hinlegen, bis Sie sich müde genug fühlen. Um sieben müssen Sie dann aufstehen und sich bis ein Uhr nachts wach halten – ganz egal, was passiert. Der Gedanke dahinter ist, einen Druck zum Schlafen zu schaffen, der alles andere, was Sie ansonsten schlaflos macht, übersteigt. Stellen Sie sich das wie einen Hammer vor, mit dem Ihnen auf den Kopf gehauen wird, damit Sie schlafen. Sie werden in den nächsten sechs Wochen sehr müde sein, deshalb raten wir unseren Patienten, während der Behandlung keine großen Dinge zu entscheiden. Es wäre auch gut, Ihren Familien und Ihren Partnern Bescheid zu geben, dass Sie sich in den nächsten Wochen evtl. merkwürdig benehmen könnten, okay?«

Die Therapeuten setzen sich wieder. Es wird still und Nervosität scheint sich breitzumachen, bis einer von den beiden noch einmal das Wort ergreift: »Wir machen mal eine Vorstellungsrunde.«

Jetzt wird es Tränen geben, denke ich. Jetzt sollen wir von uns selbst und unserem elenden Schlaf erzählen.

Aber nein, das Einzige, das wir mitteilen sollen, ist der von uns gewählte Zeitpunkt fürs Aufstehen und Schlafengehen.

»Ich muss um neun Uhr auf Arbeit sein«, sagt die Erste, eine junge Frau. »Also muss ich um acht hoch.«

»Und wie viel schlafen Sie nachts normalerweise?«, fragt der eine Therapeut.

»Drei, vier Stunden.«

»Das heißt, Sie sollten fünfeinhalb Stunden im Bett liegen, was bedeutet, Sie müssten ...«

»Um halb drei ins Bett?«, fragt die Frau und lacht nervös, weil ihr jetzt – wie uns allen – der praktische Rahmen der Behandlung klar wird.

Gleich bin ich an der Reihe. Mir ist schon klar, dass tägliches Aufstehen zur selben Zeit gut für den Tag-Nacht-Rhythmus und damit auch für den Schlaf ist. Das ist immer einer der einfachen und verständlichen Ratschläge, die in Zeitungsartikeln über einen besseren Schlaf aufgelistet werden. Ich nehme halb sieben, denn in letzter Zeit musste ich da, hauptsächlich wegen unseres Zweijährigen, aufstehen. Halb sieben heißt, dass ich bis ein Uhr nachts aufbleiben muss. Ich schlafe durchschnittlich weniger als fünfeinhalb Stunden, das heißt, das wird jetzt mein Zeitfenster. Wird wohl nicht so schwer sein, denke ich. Ich kann ja ohnehin nicht mehr schlafen. Die Herausforderung besteht darin, tagsüber keine minutenlangen Nickerchen mehr zu machen. Die hatte ich mir immer wieder gönnen müssen, wenn mir der Schlafmangel einfach zu viel wurde.

Nachdem alle ihre Zeitfenster genannt haben, wird es wieder still. Die Therapeuten sitzen einfach da, sagen aber nichts und lächeln nur aufmunternd. Ich verstehe, dass unsere Stunde vorbei ist, und schaue auf die Uhr: Es sind kaum vierzig Minuten vergangen und es wurde nun doch keine Jammerrunde. Es sieht auch eigentlich so aus, als ob die beiden Therapeuten genau das vermeiden wollten, als ob das nicht zur Behandlung gehört. Jedenfalls noch nicht. Auch gut, denke ich und lasse meinen Blick über die anderen elf schweifen. Dann brauche ich mir nicht die Probleme anderer anzuhören. Aber ich bin auch etwas enttäuscht. Ich sehe ein, ich war darauf eingestellt, dass wir hier alle miteinander Kriegsschäden vergleichen würden:

In einer guten Nacht schlafe ich vielleicht drei Stunden.

Ha! Ich schlafe in der Nacht nie mehr als zwei Stunden.

Ihnen geht's ja noch gut! Ich schlafe nie mehr als höchstens eine Stunde!

Wir bekommen jeder ein Formular, eine Vorgabe für ein Schlafprotokoll, in das wir eintragen sollen, wann wir schlafen gehen, wann wir aufstehen, wie oft wir in der Nacht aufwachen und zum Schluss – als Prozentangabe – wie viel wir geschlafen haben. Alle nehmen sich ein Formular, verlassen dann langsam den engen

Versammlungsraum und verschwinden nach Hause. Niemand hat mit jemand anderem ein Wort gewechselt, wir haben uns nicht der Gruppe vorgestellt, wir haben uns kaum angeschaut, wir, die Schlaflosen.

2

Der erste Abend. Alle in der Familie schlafen, es ist 22 Uhr und ich muss mich noch drei Stunden wach halten. Nichts Neues für mich – die anderen gehen schlafen und ich bin noch auf. Aber einen wichtigen Unterschied gibt es: Heute Abend *darf* ich mich nicht vor eins hinlegen. Das gibt mir faktisch eine Art von Kontrolle. Gegen 23 Uhr werde ich schläfrig, was früher passiert als sonst und sich schwerer anfühlt als normal. Ich sitze vor dem Fernseher und meine Augen fallen mir zu. Ich muss aufstehen, in die Küche gehen und etwas tun, aufräumen, um nicht auf dem Sofa einzuschlafen.

Wenn ich an mein Gehirn appelliere, mich schlafen zu lassen, werde ich munter. Wenn ich mich weigere zu schlafen, so wie jetzt, kann ich kaum die Augen offen halten. Irgendwie ist das das Gegenteil von Daniel Wegners Versuch mit dem Walkman in den Achtzigern. Statt zu versuchen, so schnell wie möglich einzuschlafen, habe ich nun die Aufgabe, wach zu bleiben, ja, so wenig wie möglich zu schlafen. Ich bin zum Umfallen müde, wandere aber dennoch bis zehn vor eins in der Wohnung umher. Dann putze ich mir die Zähne. Das endgültige Ziel ist selbstverständlich, in meinem eigenen Bett besser schlafen zu können, aber dort laufe ich tatsächlich Gefahr, mitten in der Nacht von den Kindern aufgeweckt zu werden. Der Zeitraum, in dem ich schlafen darf, ist plötzlich begrenzt. Ich lege mich aufs Sofa. Immer ein Schritt nach dem anderen …

31. Oktober: Ich gehe um eins schlafen und stehe um halb sieben wieder auf. Bin um zehn nach eins eingeschlafen, zweimal für jeweils fünfzehn Minuten aufgewacht. Schlafeffizienz: 87 %.

Am darauffolgenden Morgen fülle ich das Schlafprotokoll aus, was kein Tagebuch darstellt, denn es gibt keine Spalte für das Subjektive. Hier sind nur Zeitpunkte und Zahlen gefragt. Ich habe fünfeinhalb Stunden auf dem Sofa gelegen und war vierzig Minuten lang wach, also beträgt meine Schlafeffizienz 87 %. Ein Teil der Behandlung besteht darin, so objektiv wie nur möglich zu sein, nicht zu denken, nichts zu versuchen, nicht Dinge komplizierter zu machen, als sie sind, einfach nur die Regeln zu befolgen und Zahlen aufzuschreiben. Aber etwas Subjektives erlebe ich dennoch: Ich fühle mich ausgeruht, die fast fünf Stunden Schlaf haben mir eine solche Energie gegeben, die mich durch den Tag und in den Abend hinein begleitet. Heute ist Halloween, ich bemale mir also das Gesicht und gehe mit meiner Tochter raus, um irgendwo Süßigkeiten abzustauben. Im Laufe des Abends vergesse ich meinen vorgeschriebenen Plan; erst als ich gegen 23 Uhr zu gähnen anfange, erinnere ich mich.

Ach ja, die Behandlung! Ich darf mich ja nicht vor eins hinlegen.

Ich mache mir einen Film an und lege mich aufs Sofa. Feste Rahmenbedingungen. Kontrolle. Zusätzliche Zeit, um sich wach zu halten *und* einen besseren Schlaf zu bekommen, wenn ich mich dann hingelegt habe. So läuft das jetzt die nächsten sechs Wochen, das kriege ich hin! Und dann bin ich kuriert! Um eins gehe ich schlafen. Nach zehn Minuten schreit unser Sohn. Ich gehe zu ihm in sein Zimmer und dann beruhigt er sich schnell wieder. Danach lege ich mich wieder hin, schlafe ein, aber eine Stunde später ist er wieder wach.

1. November: Ich gehe um ein Uhr nachts schlafen. Schlafe um zehn nach eins ein. Wache einmal für dreißig Minuten wieder auf. Danach wache ich um vier auf und kann nicht wieder einschlafen. Schlafeffizienz: ?

Das Ganze funktioniert für mich nicht. Da man ja nicht länger als zwanzig Minuten wach im Bett liegen soll, muss ich schon um halb fünf aufstehen. Mehr Schlaf bekomme ich in dieser Nacht nicht mehr, weder den guten Tiefschlaf noch den in Form eines leichten, nicht zu gebrauchenden Dösens. Genau jetzt wäre mir alles recht; mir ist schlecht und schwindlig. Mein Kopf ist heiß, mein Hals tut weh, als ob da eine Erkältung lauert und nach noch einer schlaflosen Nacht zum Ausbruch kommt. Ich schaffe noch unsere Morgenroutine, ziehe also die Kinder an und bringe sie weg. Ich schaffe es auch noch zur Arbeit, arbeite noch eine Stunde ganz normal und kippe dann erst um. Nichts geht mehr.

Der Nachmittag ist wie eine Wüste – ohne Orientierungspunkte in der Landschaft, ein einziges Wandern, Stunde für Stunde: Job, Kindergarten, Essen, Abwaschen, noch eine Kleinigkeit essen, Schlafenszeit für die Kinder. Mein Gehirn kann nicht mehr sortieren, ich habe ein solches Schlafdefizit, dass es keinen Abstand mehr gibt zwischen meinem Selbst und meiner Umgebung. Alles, was ich bin, wird in jedes kleine bisschen reingesteckt, was ich anfange. Ich nehme die Teelöffel aus der Spülmaschine und lege sie in den Besteckkasten. Irgendwie geht es noch gerade so, aber ich muss abwarten! Muss mich wach halten bis um eins, dann darf ich die Augen zumachen.

2. November: Gehe um eins schlafen, schlafe um zehn nach eins ein. Wache zweimal auf und liege einmal fünfzehn und einmal dreißig Minuten lang wach. Schlafeffizienz: ?

3. November: Gehe um eins schlafen, schlafe fünfzehn Minuten später ein. Wache zweimal auf und liege einmal dreißig und einmal sechzig Minuten lang wach. Schlafeffizienz: ?

Die Zeit, die ich im Bett verbringen darf, ist kürzer, als ich es gewohnt bin. Und wenn ich dann da so liege, scheint mir, als schliefe ich schlechter als normalerweise. Auf dem Schlafprotokoll sieht es aus, als hätte ich geschlafen, aber das ist ein oberflächlicher, elender Schlaf. Und dann ist da ja auch noch mein kleiner Sohn, mit dem die, die diese Behandlung entwickelt haben, nicht haben rechnen können. Ich kann mich nachts um eins schlafen legen, aber wenn mein Sohn dann später aufwacht, weckt er mich wieder. Das macht er schon seit Monaten, aber erst jetzt sehe ich, wie sehr das meiner Behandlung schadet.

Den ganzen Tag über ist mir schlecht und ich habe Kopfschmerzen. Ich kann nichts schreiben, kann nicht arbeiten, ich schaffe es gerade noch, irgendwie für die Familie da zu sein. Nachdem ich unseren Sohn Freitagmorgen in den Kindergarten gebracht habe, entdecke ich, dass ich, während ich lief, noch mehrere Hundert Meter die Plastiküberzüge aus dem Kindergarten über den Schuhen hatte.

Der Samstag ist am schlimmsten – ich hatte in der Nacht fast nicht geschlafen und den ganzen Tag ist nun Familienleben angesagt. Ich ziehe mich raus, will nur sinnlos auf dem Handy surfen. Das Schlimmste sind die Zweifel und das Bedrücktsein. Ich bin so runter, dass ich mein Leben als ein einziges Desaster betrachte. Alle Wege führen geradewegs in den Untergang. Warum versuche ich mich als Autor? Warum mache ich nach all den Jahren immer noch Musik? Warum fange ich, bei all meiner Mittelmäßigkeit, noch irgendetwas an?

Zur selben Zeit kann ich mich noch immer von außen betrachten und bin mir bewusst, dass es der Schlaf oder besser gesagt das Schlafdefizit ist, das das alles in Gang setzt. Nur eine Stunde Nickerchen und der Sinn meines Lebens würde wieder langsam aus der Versenkung auftauchen. Jetzt muss ich nur bis Dienstag, bis zum nächsten Treffen mit den Therapeuten und der Gruppe durchhalten.

Ach, was für Geschichten werde ich ihnen dann erzählen können!

4. November: Gehe um ein Uhr nachts ins Bett, schlafe um zehn nach eins ein. Wache um sechs auf. Schlafeffizienz: 87%.

Eine Nacht nur gut geschlafen und das Blatt wendet sich schon wieder. Wir räumen im Garten auf und danach gehe ich mit den Kindern in die Schwimmhalle. Ich bin stark, ich bin zufrieden, ich bin ganz hier. Ich fange wieder an zu planen: Die Bücher, die ich schreiben werde, die Songs, die ich aufnehmen werde. Und wir wollen ja das Esszimmer renovieren und auch reisen. Der Abend kommt und die anderen werden müde. Ich aber will eine Liste schreiben über all das, was mit der Wohnung passieren soll. Alles, was ich zum Leben brauche, sind nur ein paar Stunden mit ungestörtem Tiefschlaf. Ich fühle mich so voller Leben, dass ich, als es Nacht wird, nicht müde werde. Ich lege mich um ein Uhr nachts hin, bleibe aber wach. Ich will jetzt nicht ausruhen, nur immer weitermachen. Ich stehe auf, lege mich wieder hin und stehe wieder auf. Mein Gott, wie bemitleidenswert ich doch bin. Ich habe keine Kontrolle, ich funktioniere nicht als Mensch. Nur ein paar Stunden Schlaf genügen schon und ich werde so aufgekratzt, dass ich die nächsten beiden Nächte nicht schlafen kann. Wie kann ich so leicht den Abgrund vor mir sehen und dann so rasch euphorisch werden?

Kann ich kein Gleichgewicht finden?

Was ist los mit mir?

Als ich an einem Abend auf dem Sofa liege und die Zeit bis um eins überbrücken muss, sehe ich ein Fernsehprogramm mit einem britischen Illusionisten. Er gibt vier Leuten mit unterschiedlichen Phobien Placebos in Form von Zuckerpillen und macht sie glauben, das seien echte Medikamente gegen Angstzustände. Nach nur wenigen Wochen haben drei von ihnen ihre Phobien überwunden: Der Mann mit Sozialangst und Angst vor Konfrontationen geht bei einem Streit in einer Bar dazwischen. Der Mann mit Höhenangst und Angst vor Brücken steht auf dem Geländer einer Brücke fünfzig Meter über dem Wasser. Dann erzählt der Illusionist den Teilnehmern die Wahrheit: Die Medikamente waren Jux, Placebos. Er sagt ihnen, dass sie diese neue Orientierung in ihrem Denken selbst gefunden haben. Der Glaube an die Behandlung wird ihnen genommen, aber sie sind und bleiben kuriert.

Alle Gesichter vom letzten Dienstag wiederzusehen, als ich ins Wartezimmer trete, ist schon irgendwie beruhigend. Wäre mir jemand von ihnen auf der Straße begegnet, hätte ich ihn oder sie nicht erkannt. Wir schauen uns nicht einmal an, wenn wir hereinkommen oder hinausgehen. Aber jetzt versammeln wir uns, einer nach dem anderen kommt ins Wartezimmer und wir werden zu einer Gemeinschaft. Eine der Frauen sieht aus wie eine ältere Version der amerikanischen Schauspielerin Ally Sheedy. Wir sehen aus wie eine etwas kleinere Filmversion von *The Breakfast Club* (dt. *Der Frühstücksclub*), wir sind alles Leute, die da draußen nie etwas miteinander zu tun haben, aber hier drinnen alle denselben Defekt vorweisen können. Zwei der Frauen sprechen über ihre Erfahrungen der letzten Woche, sie reden so leise, dass ich sie kaum hören kann:

»Wie ging's Ihnen?«

»Ich konnte zumindest dem Plan folgen. Habe gut geschlafen, ich weiß aber nicht, ob das wegen der Behandlung war oder einfach nur, weil ich eine gute Phase erwischt habe. Und Sie?«

Dann werden wir in einen Raum geführt; er ist größer, heller und freundlicher als der vom vorigen Mal.

Ein neuer Raum – ist das hier Teil der Therapie?

Wir setzen uns an die in U-Form aufgestellten Tische und erst jetzt sehe ich, dass wir dieses Mal nur elf Teilnehmer sind. Stifte und Papier werden verteilt und die Therapeuten beginnen mit einer Fragerunde. *Wie haben Sie geschlafen?*

Verstohlene Blicke, als wir verstehen, dass wir zum ersten Mal lang und ausführlich auf eine Frage antworten dürfen. Deshalb sind wir ja hier. Aber das Wichtigste: Die Therapeuten wollen gern etwas über unsere jeweilige *Schlafeffizienz* hören. Schläft man sofort ein, sowie der Kopf aufs Kissen fällt und wacht erst wieder durch das Weckerklingeln auf, dann liegt die Schlafeffizienz bei 100%. Hat man sechs Stunden im Bett gelegen, davon aber nur vier geschlafen, dann ergibt das 66%. Alle hier wissen, dass diejenigen, die im Laufe der vergangenen Woche im Schnitt auf über 80% gekommen sind, sich abends jetzt eine Viertelstunde früher hinlegen dürfen. Weil die Behandlung einen solch guten Effekt gezeigt hat, darf man nun früher ins Bett.

Ich hole das Schlafprotokoll raus und versuche, Ordnung in meine Zahlen zu bringen. In der ersten Nacht komme ich auf 87%, in der zweiten nur auf 45%. Das sieht also zuerst richtig gut aus, dann furchtbar schlecht. Weiter komme ich nicht, nicht nur, weil mein Gehirn zu müde ist, um mit Zahlen umzugehen, sondern auch, weil man den Zahlen, die ich notiert habe, nicht trauen darf. Ja, ich habe dann in der dritten Nacht fünfeinhalb Stunden geschlafen, aber der Schlaf war federleicht und nicht zu gebrauchen. Und: Ich bin eher von den Kindern aufgeweckt worden und weniger durch meine Schlafstörungen aufgewacht. Neues von der Ostfront, nicht von der Westfront.

Die Erste, die von sich berichtet, ist eine junge Frau. Ihre Schlafenszeit geht von nachts halb eins bis sechs Uhr morgens. Sie hat den Plan befolgt, auch wenn sie abends zum Umfallen müde war – und hat, wie sie sagt, jede Nacht durchgeschlafen.

Die beiden Therapeuten hören ihr zu, so wie mein Psychiater mir damals zugehört hat. Es sieht aus, als ob sie einer Aufnahme zuhören, die sie ganz bis zum Ende abspielen müssen. Als das Band endlich angehalten wird, erwachen sie aus ihrem Zuhör-Modus und reagieren zuerst zögernd, fast schon widerstrebend:

»Aber das klingt ja wirklich gut!«, sagt der Erste.

»Sehr, sehr gut!«, dann der Zweite.

Die Schlafeffizienz der jungen Frau liegt bei weit über 90 % und sie kann ab jetzt eine Viertelstunde früher ins Bett gehen.

Auch die Nächste hat einen positiven Effekt der Behandlung bemerkt. Ihre Schlafeffizienz liegt bei über 80 %, das heißt, sie darf auch eine Viertelstunde früher ins Bett. Der Dritte, ein Mann in mittleren Jahren, hat auch gute Nachrichten für uns. Er sieht glücklich aus, als er erzählt, dass er schon nach der ersten Woche offensichtliche Verbesserungen erkennt.

»Ich habe das ganze letzte Jahr nicht gut schlafen können, aber jetzt …«

Er lächelt und nickt.

So weit haben alle um den Tisch herum im Laufe der ersten Behandlungswoche gute Ergebnisse erzielt. Für mich ist das zunächst einmal entmutigend, merke ich, weil das für mich nicht gilt. Es ist das gleiche Gefühl wie nach einer Runde auf Facebook: Bin ich der Einzige, der keinen Erfolg erlebt?

Gleichzeitig merke ich, wie die guten Ergebnisse der anderen mich dazu motivieren, nach Hause zu gehen und es weiter zu versuchen: Wenn das bei ihnen klappt, dann sicher auch bei mir. Ich *werde* das hinkriegen!

»Es ging hoch und runter«, sage ich, als ich an der Reihe bin. »Meistens runter. Ich komme noch nicht mal auf 1 %. Wenn ich denn schlafe, dann nur oberflächlich und schlecht. Ich habe es auch noch nicht ins Bett geschafft, ich schlafe immer noch auf dem Sofa. Hinzu kommt, dass mein zweijähriger Sohn normalerweise gegen ein Uhr, wenn ich ins Bett gehe und am Einschlafen bin, aufwacht. Er weckt mich wieder auf und hält uns alle wach. Meine Schlafbehandlung kommt als Päckchen, das die ganze Familie tragen muss, noch dazu.«

In der lang anhaltenden Stille zwischen meinem Bericht und der Reaktion der Therapeuten bekomme ich das Gefühl, dass ich jetzt allen die Stimmung verdorben habe. Bisher lief doch alles so gut, hier halten sich doch alle an ihre Zahlen und Prozente – ich bin der Erste, der jammert.

»Gut, dass Sie nicht schlafen können!«, sagt der eine Therapeut und breitet seine Arme aus. »Das ist ja die Absicht.«

Ich fange an, den Gedankengang, der der kognitiven Therapie zugrunde liegt, zu begreifen: Man sieht positiv auf alles, geht Problemen aus dem Weg und orientiert sich an Lösungen. Das ist ein Trost und bis zu einem gewissen Grad auch aufbauend, zugleich aber irritierend leicht zu durchschauen, wie ich gerade merke. Man läuft dabei Gefahr, den menschlichen Aspekt zu vergessen. Die Reaktion wirkt fast schon mechanisch: *Haben Sie seit einer Woche nicht geschlafen? Können Sie weder arbeiten noch mit Ihrer Familie zusammen sein? Merken Sie, wie Sie langsam deprimiert werden? SUPER!* Ich nicke und begreife, dass ich nicht so sehr viel mehr zu sagen habe. Entweder halte ich mich an den Behandlungsplan und stehe hier einmal die Woche mit meinen Zahlen auf der Matte oder ich breche ab.

Ich bin vielleicht so etwas wie ein Wendepunkt, denn nach mir berichten all die anderen, die *nicht* schlafen konnten. Und nach den Erfolgsgeschichten zu Beginn scheint der Rest der Gruppe enttäuscht zu sein. Der Riese von einem Klempner scheint verbittert, als er von seiner Woche erzählt: »Ich habe gar nicht geschlafen«, sagt er knapp. »Keine Ahnung, was die anderen, bei denen das klappt, anders machen.«

»Mich stressen alle diese Regeln«, sagt eine der Frauen.

»Die strengen Regeln sind ja gerade der Punkt!«, sagt einer der Therapeuten. »Es geht darum, dass Sie *trotz* der Regeln schlafen sollen.«

Dann sind wir am Ende – wir haben hier eine knappe Dreiviertelstunde zusammengesessen und nun schickt man uns wieder nach Hause zu unseren Zahlen und zur Stundenzählerei.

Soll ich die Behandlung abbrechen?

Kommt nicht infrage! Wo ich jetzt schon so weit gekommen bin. Ich mache weiter.

3

T*rommeln Sie die üblichen Verdächtigen zusammen*, sagt Captain Renault in dem Filmklassiker *Casablanca*. Das Gleiche mache ich jedes Mal, wenn ich versuche, eine Erklärung für meinen schlechten Schlaf zu finden.

Ich lebe ein Leben, das nicht zusammengeht. Dieser Gedanke kommt mir oft, wenn ich meinen Alltag zu meistern versuche: Ich habe zwei kleine Kinder, denen ich die beste Kindheit zu geben versuche, eine Frau, die ich glücklich machen möchte, einen großen Verwandten- und Freundeskreis, den ich versuche zu pflegen, ein Zuhause, eine Arbeit, die mich immer noch interessiert. Hinzu kommt, dass ich im Alter von fünfundvierzig Jahren immer noch nicht den Traum aufgegeben habe, Anerkennung als Schriftsteller, Musiker *und* Comic-Autor zu gewinnen. Jeden Tag kreisen meine Gedanken und Handlungen um diese Dinge in meinem Leben. Wie der Arzt sagte: Klingt nach viel! Hinzu kommt das, was wir alle machen, nämlich immer, aber auch immer erreichbar zu sein für Telefonate, SMS, Mails, Statusmeldungen auf Facebook, Push-Benachrichtigungen. Von überallher strömt es auf uns ein.

Mein Leben ist wie das aller anderen, auch wenn das die Sache nicht besser macht. Ein Mensch aus dem Mittelalter, in unsere Zeit versetzt, würde nach einem Tag schlappmachen. Samuel Johnson und Benjamin Franklin hätten einen weniger komplexen Alltag und mehr Schlaf gefordert. Sogar ich, so wie ich damals in den Neunzigern war, hätte heutzutage Probleme mitzuhalten.

Eine andere Erklärung: Die Insomnie festigte sich, als ich mein Studium beendet und angefangen hatte zu arbeiten. Nach acht, neun Jahren Studium musste ich nun frühmorgens aufstehen. In den Studienjahren hatte ich einen unregelmäßigen Tag-Nacht-Rhythmus: Ich spielte in einer Band, ich soff, ich war immer für einen oder zwei Absacker zu haben und nach ein paar Tagen mit Party nonstop konnte ich genauso viele Tage hintereinander weg schlafen. Nicht gerade optimal für jemanden, der ohnehin schon zu Schlafproblemen neigt. Vielleicht hat mein Lebenswandel all die guten Schlafroutinen kaputt gemacht, vielleicht bekam ich die Folgen erst zu spüren, als ich zu einem »normalen«Tagesablauf gezwungen wurde.

Der Verdächtige Nr. 3: Die Angst, irgendetwas zu verpassen. Zu viele Freiheiten zu haben tut mir nicht gut, aber das wusste ich vor sechzehn Jahren noch nicht. Damals lag die Welt zu meinen Füßen. Ich wollte mit allem sofort erfolgreich sein. Ich konnte nicht Nein sagen. War es die Angst, noch nicht alle Türen geöffnet zu haben, mit der meine Schlafstörungen einsetzten?

Und dann sind da noch meine persönlichen Eigenschaften: Ich wollte immer furchtbar gern gemocht werden und anderen gefallen, entweder den mir Nahestehenden oder Fremden. Ob das etwas mit einer übertriebenen Empathie zu tun hat oder lediglich mit einem egoistischen Wunsch, beliebt zu sein, weiß ich nicht. Vielleicht beides. Ich spüre fast ständig eine gewisse Unruhe, als ob ich mit den Menschen um mich herum immer noch irgendetwas zu klären hätte.

Weitere Erklärungen: Seit den Kindertagen fällt es mir schwer, zur Ruhe zu kommen. Habe ich mich erst einmal aufgeregt, kann es Stunden, ja Tage dauern, wieder runterzukommen. Das gilt für alles, was mich begeistert oder stresst, sei es mit anderen zusammen zu sein, Musik zu machen, zu schreiben oder zu arbeiten. Ich lasse mich gern mitreißen, nichts kann schnell genug gehen und ich kann nicht innehalten. Das ist schon wie eine Besessenheit und zu schlafen ist unmöglich. Die Schlaflosigkeit ist nicht nur ein Resultat, sondern sie funktioniert auch als eine Art Regulator. *»Aha, du kannst also nicht zur Ruhe kommen?«, fragt die Insomnie. »Gut, dann wollen wir dich mal achtundvierzig Stunden lang wach halten und schauen, ob das nicht vielleicht hilft.«* Ich habe gute Phasen und schlechte. Ich bin mal himmelhoch jauchzend und dann wieder zu Tode betrübt. Früher dachte ich, dass diese abrupten Veränderungen immer den äußeren Umständen in meinem Leben geschuldet waren, aber heute bin ich mir nicht mehr so sicher. Dass der Schlaf dabei eine Rolle spielt, weiß ich. Habe ich eine bipolare Störung? Habe ich, wie der Psychologe meinte, Zyklothymie – laut Wikipedia eine bipolare Störung in der Light-Version –, von der ich zuvor noch nie etwas gehört hatte?

Nach sechzehn Jahren Leben mit Insomnie beginne ich zu begreifen, dass es vielleicht nicht viel bringt, zu viel Zeit und Kraft auf *das Warum, die zugrunde liegenden Ursachen*, wie es mein Hausarzt formuliert, zu verwenden. Oder gar in meinen Träumen danach zu suchen, wie mein Psychiater. Es ist viel Zeit vergangen, die verschiedenen Faktoren haben sich schon miteinander verknüpft. Man kann sich nicht länger nur eine einzige, einfache Erklärung zurechtlegen. Als ob sich irgendein Baustein tief drinnen so in der Maschinerie verkantet hat, dass er nunmehr ein Teil derselben ist. Sich zu fragen *Warum schlafe ich nachts nicht?*, ist gleichbedeutend mit der Frage *Warum bin ich so, wie ich bin?* Vielleicht bin ich auf den Gedanken an Ursache und Entstehung nur deshalb so fixiert, weil ich mit Storytelling arbeite. Aber all die anderen Schlaflosen, die in der Psychotherapie waren, berichten, dass sich die Psychologen ein und dieselbe Frage gestellt haben: Irgendwas muss da sein, es muss einen *Grund* geben, warum Sie nicht schlafen können.

Kunst und Psychoanalyse haben denselben Grundgedanken: Alles muss irgendetwas bedeuten. Alles führt zu etwas, wie in dem berühmten Zitat Tschechows: »Wenn im ersten Akt ein Gewehr an der Wand hängt, dann wird es im letzten Akt abgefeuert«, hier nur umgekehrt: Wenn im letzten Akt ein Typ schlaflos daliegt, dann muss im ersten Akt etwas passiert sein.

Von dem Gedanken, dass man selbst seine eigene Vergangenheit ist, muss ich mich losmachen.

Das hier ist kein Theaterstück in drei Akten.

Das hier ist mein Leben.

Die Gedanken sind frei heißt es in einem Volkslied, aber ist nicht das in seinem Menschenturm gefangene Gehirn dem agierenden Körper, innerhalb dessen es ganz oben sitzt, völlig preisgegeben? Ändert man seine Handlungsweise, wird sich auch der Gedanke verändern. Vergiss die Ursache! Denk nicht zu viel an deine Probleme! Oder: Denk gar nicht erst nach! Insomnie entsteht im Mentalen, innen drinnen, deshalb muss die Lösung von außen kommen. Brich mit alten Mustern, dann wird sich alles andere fügen. Versuch es nicht nur, denn der Versuch entspringt einem Ideal und das Ideal existiert nur in Gedanken. Mach einfach! Oder um den Song *Free Your Mind and Your Ass Will Follow* der Band Funkadelic einmal umzudrehen:

Free Your Ass and Your Mind Will Follow.

4

Es ist Mitte November und bald die dunkelste Zeit des Jahres hier in Norwegen. Die Kinder schlafen nachts unruhig – ich werde von ihnen geweckt, noch bevor ich einschlafe, oder ich liege einfach nur wach und warte darauf, dass jemand nach mir ruft. Die wenigen Stunden, die mir laut Behandlungsplan zum Schlafen zustehen, muss ich auf sie verwenden. Es ist so viel los nachts, dass Line und ich abwechselnd Wache schieben. Mehrere Tage, mehrere Wochen ohne ordentlichen Schlaf, der Rücken tut weh, ich bin ganz steif und habe Muskelkater. Auf einer der Abkürzungen, die man vom Haus durch den Garten zur Straße nehmen kann, muss man über einen niedrigen Zaun springen. Wenn ich gut geschlafen habe, hüpfe ich ohne weitere Probleme darüber hinweg. Jetzt gerade fühle ich mich wie ein alter Mann, alles geht langsam, alles ist anstrengend und in der Regel falle ich dann hin. Nicht einmal richtig fallen kann ich mehr, wenn ich nicht genug Schlaf bekommen habe. Als ob der Körper nichts mehr abfedern kann, den Aufprall auf den Boden spüre ich in absolut allen Knochen. Ich stehe wieder auf und gehe zum Schlaftraining.

Nach drei Wochen sind wir nur noch neun Teilnehmer, drei sind seit dem Trainingsstart auf der Strecke geblieben. Wir berichten in der Runde. Einer nach dem anderen klagt darüber, wie hart der Behandlungsplan sei, wie müde man sei, wie enttäuscht man sei, dass sich eine Verbesserung nicht schneller einstellt. Wenn aber die Therapeuten fragen, wie hoch denn die Schlafeffizienz sei, dann liegt sie bei vielen über 85 %!

»Ja, dann können Sie also wieder eine Viertelstunde früher ins Bett«, sagen die Therapeuten.

»Ach ja, stimmt ja!«, antworten darauf die, die schon so viel besser schlafen.

Begreifen sie nicht, wie viel Glück sie haben? Sehen sie nicht, dass der Behandlungsplan funktioniert? Können sie sich nicht einfach über die Resultate ihrer Bemühungen freuen? Eine hohe Schlafeffizienz, fast schon wie die eines Normalsterblichen, und jede Woche eine Viertelstunde eher ins Bett.

Worüber *beklagen* sie sich?

Dann ist der Mann in den mittleren Jahren an der Reihe, der, der in der ersten Woche zu weinen anfing, als er merkte, dass ihm die Behandlung half. Jetzt berichtet er von einer schwierigen Woche. In den ersten vier Nächten schlief er noch gut, wie er sagt, aber dann kamen die Enkel zu Besuch und blieben auch die folgenden drei Nächte.

»Alles geriet durcheinander«, erzählt er und schüttelt mit dem Kopf.

An diesem Punkt sehe ich es ein: Das geht nicht länger so weiter. Es bringt nichts, dass ich mich dazu *entschlossen* habe, zwischen eins und halb sieben gut zu schlafen. Es bringt nichts, zu glauben, dass die Behandlung funktionieren wird, dass ich so motiviert bin wie noch nie. Jede Nacht halte ich mich bis ein Uhr nachts wach, aber wenn ich dann im Bett bin, werde ich dauernd aufgeweckt, und wenn ich um halb sieben aufstehe, schaffe ich noch nicht einmal, das Schlafprotokoll auszufüllen. Das macht alles keinen Sinn.

Letzte Nacht: Ich ging um eins schlafen, fiel in einen Tiefschlaf, wurde von unserem Sohn nach einer halben Stunde wieder geweckt, musste mich dann zu ihm legen und konnte bis sechs nicht wieder einschlafen. Die Nacht ist so zerrissen, meine Behandlung rutscht in den Hintergrund. Es ist, als ob man seine Essstörung während einer Hungersnot zu behandeln versucht. Wie kann ich wissen, ob die Behandlung funktioniert?

Die beiden Therapeuten schauen mich an. Ich bin dran. Ich blicke auf mein Schlafprotokoll:

10. November: Ging schlafen um eins. Aufgewacht um halb zwei, also einmal innerhalb von viereinhalb Stunden. Aufgestanden um sieben. Schlafeffizienz: circa 27%?

»Ich habe versucht, das Schlafprotokoll auszufüllen«, beginne ich zu erzählen. »Aber die Zahlen stimmen einfach nicht. Wenn ich mich um ein Uhr nachts hinlege, wachen die Kinder auf und ich kann dann nicht mehr ungestört schlafen. Ich muss die Behandlung, auf die ich so lange gewartet habe, an die ich so sehr glaube und für die ich so motiviert bin, abbrechen. Es geht nicht um den Schmerz, weil manche Tage einfach nicht auszuhalten sind. Es geht noch nicht einmal darum, was ich meiner Familie zumute. Die Behandlung wird bei mir einfach keinen Erfolg haben, nicht, solange meine Familiensituation so ist, wie sie ist.«

Es folgt die gewöhnliche Pause, bevor einer der Therapeuten das Wort ergreift.

»So ist das manchmal, es passt einfach gerade nicht. Wir haben selbst kleine Kinder und haben deshalb tiefes Mitgefühl für Sie.«

Auf dem Weg raus hält mich einer der Therapeuten zurück.

»Sie können einen zweiten Versuch starten«, sagt er und fasst dabei leicht an meine Schulter. »Melden Sie sich, wenn es zu Hause besser läuft, okay?«

»Danke«, sage ich und gehe ins Novemberdunkel hinaus.

Drei ganze Wochen mit Wachbleiben, Schlafmangel und Kämpfen umsonst. Aber: In der darauffolgenden Nacht schlafe ich tief und lange und zum ersten Mal seit vielen Wochen geben die Kinder keinen Mucks von sich.

Die Behandlung ist nun abgebrochen.

Ich bin nicht kuriert.

Ich schlafe – das ist das Einzige, was mich gerade interessiert.

DEZEMBER. WIR SEHEN UNS MORGEN.

1

Jeden Tag dasselbe zu machen ist gut für den Schlaf. Die Weihnachtstage stellen eine Störung dar. In vielerlei Hinsicht geht es um entweder/oder: entweder sich stören lassen oder nicht, entweder sich ins sprudelnde Leben stürzen oder versuchen, die Kontrolle zu bewahren. An schwierigen Tagen fühlt es sich an, als ob mir meine Schlaflosigkeit die Fähigkeit genommen hätte, ein vollwertiges Leben zu führen. Wäre ich in der Lage, normal zu schlafen, dann wäre ich ein besserer Vater und ein besserer Ehemann und ich würde bessere Bücher schreiben. Ich wäre glücklicher und aktiver. An den anderen Tagen hingegen, an denen ich den Blick heben kann, sehe ich all das, was ich habe: eine Familie, Freunde, die Bücher und Platten, die ich herausgegeben habe, und meinen Job. Ich habe mich stören lassen. Trotz der Schlaflosigkeit habe ich ein vollwertiges Leben. Vielleicht sogar *wegen* der Schlaflosigkeit. Vielleicht gehört das mit zu meinem Päckchen, das ich tragen soll? Gute Tage habe ich so wenige, ich schätze jede einzelne ihrer Stunden.

Eines Abends kurz vor Weihnachten hieve ich mich über den Zaun und nehme den Bus ins Stadtzentrum. Anders, den wir Groß-Anders nennen, ist in der Stadt und hat nur wenig Zeit, was mir ganz gelegen kommt. Ein Bier trinken, dann können wir wieder jeder nach Hause gehen, ohne dass mein Nachtschlaf durch zu viel Alkohol gestört werden würde. Ich erzähle ihm von der Behandlung, die ich abgebrochen habe. Wir sehen uns selten, wir leben am jeweils anderen Ende des Landes und beide haben wir Kinder und einen Job. Doch Groß-Anders weiß alles über meine Schlafprobleme. Er fragt mich, seit wann ich schlecht schlafe.

»Seitdem ich nach Oslo kam«, antworte ich. »Als ich mit dem Studium fertig war und zu arbeiten begann.«

»Nein, das stimmt nicht!«, sagt er.

»Was meinst du?«

»Du hast schon lange davor gejammert, nicht schlafen zu können.«

»Wirklich?«

»Du hast schon damals während des Studiums in Bergen schlecht geschlafen.«

Ich frage nicht mehr nach, denke, dass er unmöglich mehr über meine Schlaflosigkeit wissen kann als ich. Wir wechseln das Thema, trinken unser Bier aus und dann muss er weg. Auf dem Weg nach Hause denke ich daran, was er gesagt hat. Ab wann begann ich eigentlich schlecht zu schlafen? Den Trip nach New York und wie schlecht ich dort schlief hatte ich ganz vergessen. Und auch den Sommer, in dem ich Liebeskummer hatte. Aber das waren ja Ausnahmen, denke ich und hieve mich wieder über den Gartenzaun. Die Insomnie setzte später ein. Oder nicht?

Stimmt denn die Geschichte, die ich mir selbst da erzähle?

Es ist jetzt über sechzehn Jahre her, seit ich das erste Mal wegen meiner Schlafprobleme beim Arzt war. Da bekam ich Schlaftabletten verschrieben. Als die Tabletten nicht mehr halfen, begann ich meine lange Runde mit alternativen Behandlungsmethoden. Und so vergingen die Jahre. Meine Schlafprobleme wurden schlimmer. Ich ging wieder zum Arzt und bekam wieder Tabletten verschrieben. Und als die wieder nicht mehr halfen, begann ich eine neue Runde mit denselben alternativen Behandlungsmethoden.

Es ist unglaublich, wie viel ich von dem, was ich probiert hatte, schon vergessen habe. Und es ist genauso unglaublich, dass ich schon wieder an dieselben hoffnungslosen Ansätze zu glauben scheine. Ich bin wie einer, der in der Wildnis im Kreis läuft. Weil ich aber keine andere Lösung finde und keinen Bestimmungsort vor mir sehe, wandere ich immer weiter im Kreis herum. Ich *will* im Kreis gehen. Trotz allem fühlt sich das besser an, als still zu stehen.

Scheinbar laufen alle Schlaflosen, mit denen ich gesprochen habe, im gleichen Kreis herum: Njål, Ingrid, Markus, Stian und die anderen Schlaflosen, mit denen ich Kontakt hatte. Sie suchen sich immer wieder dieselbe Hilfe, ohne dass es ihnen wirklich groß hilft. Und das, obwohl sich Schlafforscher weltweit *darüber einig* sind, *welches die beste Behandlung* ist. Sie bedeutet harte Arbeit und funktioniert für viele, aber doch nicht für alle. Es ist keine Wunderkur, sondern etwas, mit dem man weiterarbeiten muss, vielleicht für den Rest seines Lebens. Es geht um kognitive Verhaltenstherapie, auf die die Wissenschaft verweist und von der sie meint, da liege die Antwort. Und seit Beginn des 21. Jahrhunderts – ironischerweise solange ich diese Störung schon habe – ist es die offensichtliche Antwort. Und was noch viel ironischer ist: Diese Antwort befand sich an einem Ort auf der anderen Straßenseite von mir.

Warum wusste ich das nicht? Ich hatte doch mein Leben umgekrempelt, um schlafen zu können. Ich hatte versucht, alles zu lernen, was es über Schlaf, Schlafstörungen und Behandlungsmethoden für Insomnie zu lernen gab.

Aber, was noch wichtiger ist: Warum kannte keiner der Ärzte, die ich im Laufe dieser sechzehn Jahre aufgesucht hatte, diese Behandlungsmethode? Warum heißt es immer entweder Tabletten oder gar nichts? Ja, warum schien ich immer, wenn ich einem Arzt von meiner Schlaflosigkeit erzählte, der Allererste zu sein, der mit diesem Gesundheitsproblem zu ihm kam? Wenn mehrere Hunderttausend Norweger Probleme mit Insomnie haben, ist es schon befremdlich, dass das System, das die Gesellschaft konstruiert hat, um Menschen mit Gesundheitsproblemen aufzufangen und zu behandeln, auf so etwas nicht vorbereitet ist.

»Trotz eines internationalen Konsensus, dass nicht-medikamentöse Interventionen – und da vorzugsweise CBTi (kognitive Verhaltenstherapie für Insomnie) – bei der Behandlung von Insomnie das erste Mittel der Wahl sein sollten«, wie es in der norwegischen nationalen Empfehlung für die Untersuchung und Behandlung von Insomnie aus dem Jahr 2018 heißt, »bestehen noch große Herausforderungen bezüglich deren Einsatzes in ausreichend großem Umfang.«[69]

Der norwegische Schlafforscher Håvard Kallestad findet deutlichere Worte, als ich mit ihm über diese Behandlung spreche: »Wir haben ein sehr umfangreiches Gesundheitsproblem in der norwegischen Bevölkerung, das scheinbar immer größer wird, und wir haben eine klare Empfehlung für die Behandlung, *die fast niemand bekommt*«, sagt er. »Innerhalb des Faches ist, nach unserem heutigen Stand, diese Behandlung ganz klar die beste, die es gibt. Doch gibt es nur wenige im Gesundheitswesen, die darin geschult werden oder hinreichende Kompetenz besitzen.«

2

Der Schlaf gibt den allermeisten von uns immer noch Rätsel auf. Ein Drittel unseres Lebens verbringen wir schlafend, doch wir haben *keine Ahnung*, was da vor sich geht, wenn wir schlafen, oder was falsch läuft, wenn der Schlaf ausbleibt. Meine Freunde – die meisten von ihnen auch Eltern und verantwortlich für die Gesundheit ihrer Kinder – hören sich mitunter an wie erfahrene Gehirnchirurgen, wenn es um Themen wie Krankheiten und Ansteckungsgefahren geht. Dann teilen sie ihr Wissen, zu dem sie unter anderem durch Arztkonsultationen und mithilfe von Wikipedia gelangt sind. Wenn es aber um den Schlaf geht, tappen wir alle im Dunkeln. Wir haben keine Ahnung davon, warum uns der

Schlaf überfällt, wir verstehen auch nicht, warum er ausbleibt, und werden deshalb immer verzweifelter. Also verhalten wir uns zum Schlaf und zum Schlafmangel, als handele es sich um eine Art Religion. Das Wissen weicht dem Glauben und der Verzweiflung. Der Schlaf und auch die Schlaflosigkeit sind keine Rätsel. Insomnie ist eine Volkskrankheit, unter der jeder zehnte Erwachsene in der westlichen Welt leidet. Sie bedeutet eine verminderte Lebensqualität, Krankschreibungen, ein erhöhtes Gesundheitsrisiko und sie bildet einen Teufelskreis, der zu Depressionen und anderen Krankheiten führen kann. Junge Leute bekommen wegen ihrer Schlafstörungen zum Beispiel keine Schulzeugnisse. Heute sind wir schon viele, morgen noch mehr.

Wieder unterhalte ich mich mit dem schlaflosen Stian, der Sozialarbeit studiert.

»Glaubst du, die Depression kam wegen der Schlafstörungen oder war das umgekehrt?«, frage ich.

»Die beiden sind miteinander verzahnt«, sagt Stian. »Dass ich nicht schlafen kann, ist Teil eines größeren und komplexen Problems mit meiner Psyche. Aber ich habe ein Neujahrsvorhaben: Ich möchte anfangen, früher ins Bett zu gehen und früher aufzustehen. Und abends meinen Laptop und mein Handy weglegen und wieder anfangen zu lesen. Im Internet zu surfen ist eine Art Entspannung, da grübele ich nicht so viel. Aber ich weiß auch, dass das nicht gut ist für meinen Schlaf.«

Ich frage nicht nach, ob er sich das Behandlungsangebot angeschaut hat, von dem ich ihm das letzte Mal erzählt hatte, denn dann würde er bloß fragen, wie es mit meiner Behandlung lief. Und darauf kann ich ja nicht positiv antworten.

Eines Abends bekomme ich wieder Kontakt zu Markus. Es ist 22 Uhr und er ist gerade von der Arbeit nach Hause gekommen. Ich frage ihn, wie es ihm seit dem letzten Mal mit seinem Schlaf ergangen ist, und er antwortet, es ginge nun besser. Sein Vater hätte in letzter Zeit Probleme mit seinem Schlaf und deshalb vom Arzt Melatonin verschrieben bekommen. Und im Norwegischen gibt es ja dieses Sprichwort: Wenn es auf den Pfarrer regnet, tröpfelt es auch auf den Küster …

»Mein Vater hat Melatonin verschrieben bekommen und mir hat er auch etwas davon abgegeben. Das hat überraschenderweise gut funktioniert. Ich schlafe schneller ein und wache morgens auf, ohne Nebenwirkungen zu spüren. Also habe ich mir gedacht, ich könnte meinen Arzt auch darum bitten. Das ist ganz ungefährlich, denn Melatonin produziert der Körper ja auch selbst. Wenn ich täglich eine Tablette nehme, hilft mir das … Na, egal, es funktioniert jedenfalls.«

3

Silvester. Alle in der Familie machen sich hübsch und stecken Wunderkerzen in ihre Taschen, dann fahren wir ans andere Ende der Stadt zu Freunden, mit denen wir die erste Hälfte des Abends feiern wollen. Es ist ein kalter und klarer Abend, in der Dunkelheit und im Schnee ist die Stadt schwarz-weiß. Das milde Wetter der letzten Tage hat eine Schicht blankes Eis über den Boden gelegt, und als am Himmel die ersten Raketen explodieren, sehe ich, wie sich die Farben und das Licht im Eis spiegeln. Nachdem wir zu Abend gegessen und alle Wunderkerzen angezündet haben, beginnen die Kinder müde zu werden, und wir verlassen gegen zehn die Party. Natürlich viel zu früh für uns Erwachsene, aber es wird höchste Zeit für unseren Zweijährigen, der schon im Auto einschläft.

Unsere Fünfjährige putzt sich schon die Zähne selbst und geht allein aufs Klo. Und nächsten Herbst fängt für sie die Schule an.

Nachdem sie im Bad fertig ist, gehen wir zusammen in ihr Zimmer. Sie zieht ihre Sachen aus und ich helfe ihr, das Nachthemd über den Kopf zu ziehen. Danach breite ich die Bettdecke über sie und lese ihr noch etwas vor. Dann plaudern wir noch ein bisschen über den Tag, der jetzt zu Ende ist. Das Licht darf ich nicht ausmachen; damit sie schlafen kann, müssen mindestens drei Lampen an sein. Ich lasse ihr ihren Willen; diese Sache mit dem Licht und dem Tag-Nacht-Rhythmus bringe ich ihr schon noch bei, wenn sie älter ist. Oder vielleicht auch nicht. Vorläufig sieht es so aus, als ob sie nachts gut schläft. Der Schlaf ist ein Geschenk, und solange sie dieses Geschenk besitzt, werde ich nichts unternehmen, was eine Störung bedeuten könnte.

Heute ist eine besondere Nacht – die letzte des alten Jahres und gleichzeitig die erste des neuen. Vielleicht wecken wir sie um Mitternacht, damit sie sich das Feuerwerk anschauen kann, vielleicht wacht sie auch von den Böllern auf.

»Du musst jetzt schlafen!«, sage ich zu ihr. »Mach jetzt die Augen zu! Gute Nacht!«

Dann setze ich mich ans Fußende ihres Bettes. Das haben wir zurzeit verabredet. Früher bin ich nach nebenan in unser Schlafzimmer gegangen und ließ sie allein einschlafen. Für eine kurze Zeit lang konnten wir Eltern sogar im Wohnzimmer sitzen und sie allein lassen. Dann wieder mussten wir beim Einschlafen im Sessel neben ihrem Bett sitzen und jetzt sind wir wieder beim Fußende gelandet. An diesem Abend möchte ich nicht verhandeln, ich möchte einfach nur, dass sie so schnell wie möglich einschläft. Sie selbst weiß das nicht, aber wenn sie genug Schlaf bekommt, ist der morgige Tag gerettet.

Aber heute Abend klappt es nicht. Sie ist unruhig, wirft sich im Bett von einer Seite auf die andere. Ich höre sie vor sich hin murmeln, sie kratzt sich und dreht sich hin und her. Von draußen höre ich die Silvesterknaller, manchmal ganz in der Nähe, manchmal weit weg.

»Papa, ich kann nicht schlafen«, sagt meine Tochter.

Sie müsste schon längst schlafen, also mache ich das, was normalerweise funktioniert: Ich lege mich neben sie und sie kuschelt sich an meine Schulter. Sie ist immer noch unruhig.

»Hast du ein paar Tricks, um schlafen zu können?«, fragt sie mich.

»Such dir eine gute Schlafstellung«, sage ich. »Versuche, an etwas Schönes zu denken, was du gemacht hast. Und dann atmest du langsam ein und aus und hörst auf deinen Atem!«

Endlich scheint sie zur Ruhe zu kommen. Ich merke, wie ihr Kopf auf meiner Schulter schwerer wird und sie aufhört, sich zu bewegen. Dann stehe ich vorsichtig auf und sie dreht sich auf die Seite.

»Ich seh dich morgen!«, murmelt sie noch.

»Ich dich auch!«

Ich gehe nach oben in den zweiten Stock. Ich weiß nicht, wie die Nacht wird, versuche aber, nicht zu viel daran zu denken.

Line schläft schon vor Mitternacht ein. Ich nehme mir eine norwegische Weihnachtslimo und schaue mir für ein paar Minuten das Feuerwerk an. Dann lese ich die SMS mit Neujahrswünschen, die ich von ein paar Freunden und Verwandten bekommen habe und die jedes Jahr weniger werden. Auf einige antworte ich. Soll ich mich weiter wach halten? Soll ich ins Bett gehen?

Ein neues Jahr beginnt – das siebzehnte als Schlafloser. Ich werde einen neuen Versuch starten und wieder zum Schlaftraining gehen. Ich bin mir sicher, dass das funktionieren wird. Ich muss lediglich warten, bis die Kinder nachts besser durchschlafen, und dann kriege ich das mit meinem Schlaf auf die Reihe.

Ich lege mich um eins ins Bett, kann aber nicht schlafen, also stehe ich auf und wechsle aufs Sofa, schaue ein bisschen fern, kriege aber keinen Schlaf. Draußen ist es jetzt still geworden. Ich schaue auf die Uhr: halb drei.

Ich seh dich morgen, sagen wir hier in der Familie. Was wir eigentlich meinen, ist: Ich seh dich, wenn du ausgeschlafen hast. Wenn uns der Schlaf geraubt wird, verlieren wir nicht nur den nächsten Tag, sondern auch den vergangenen. Der Augenblick dauert und dauert einfach an und wir bewegen uns im Kreis. Der Mensch ist zerbrechlich. Wir sind in unserem Erleben gefangen, wir sind nicht dazu gemacht, alles um uns herum in uns aufzunehmen. Wenn wir das täten, gingen wir zugrunde. Denn der Schlaf bedeutet nicht nur Ausruhen, sondern auch Innehalten. Er ist wie ein Punkt am Ende eines langen Satzes oder der herbeigesehnte Ausschnitt in einem Film. Schlaf ist Gnade – etwas kann aufhören und etwas Neues beginnen.

Als ich dieses Buch zu schreiben begann, wollte ich von meinem eigenen schlaflosen Leben berichten. Unterwegs machte ich aber die Entdeckung, dass es da noch eine größere Geschichte gibt, die von einer Spezies erzählt, die sich nicht hinlegen, die nicht schlafen will. Der Mensch hat den wachen Teil unseres Daseins so geformt, dass er immer weniger zum Schlafen taugt: Fernsehen, Smartphones, Tablets, Alkohol, Kaffee, Nachtleben, späte und schwer verdauliche Abendessen, Unterhaltung, Absacker – es scheint, als ob alles, was der moderne Mensch am allerliebsten mag, ihn um den Schlaf bringt.

Im Laufe der letzten fünfhundert Jahre haben wir den natürlichen Rhythmus des Schlafes, so wie er sich seit Entstehung unserer Spezies auf der Welt ausgebildet hat, außer Acht gelassen. Zum Ideal erkoren wurde darüber hinaus, sich morgens zum frühen Aufstehen zu zwingen. Dieses Ideal vernachlässigt die Tatsache, dass wir als Individuen ganz unterschiedliche Bedürfnisse haben, wenn es um unseren Schlaf geht. Der Zweijährige, der zwölf Stunden Schlaf braucht, muss in den Kindergarten, damit die Eltern arbeiten können. Der Teenager, der genetisch dazu veranlagt ist, erst später am Abend müde zu werden, und Probleme damit hat, früh aufzustehen, muss schon morgens in der Schule sein. Alle erwachsenen Menschen brauchen nachts zwischen vier und zehn Stunden Schlaf – einige von ihnen sind Frühaufsteher, andere Langschläfer – und alle müssen wir aus den Federn und arbeiten gehen. Und dann gehen wir also durch den Tag, einige von uns ausgeruht, andere zum Umfallen müde.

Wenn wir erst durch den langen, zusammenhängenden Schlaf zu den Menschen geworden sind, die wir heute sind, in welche Richtung führt uns dann unser Weg jetzt?

Ich weiß, ich werde es schaffen; die Insomnie prägt zwar mein Leben, ich lasse mich aber nicht unterkriegen. Ja, ich habe Angst, aber ich habe nie die Hoffnung aufgegeben. Das ist, als ob ich in einem Zugabteil sitze: Der Zug ist mitten auf einer einsamen Strecke stehen geblieben, aber ich bleibe sitzen. Ich bin unruhig, ungeduldig, steige aber nicht aus dem Zug aus, sondern bleibe auf meinem Platz sitzen. Denn ich weiß, dass sich der Zug früher oder später wieder in Bewegung setzen wird und die Reise weitergeht.

NACHWORT

SO LEBEN SIE BESSER MIT ERNSTHAFTEN SCHLAFSTÖRUNGEN

Ich glaube, dass man schlaflose Menschen mit oberflächlichen Ratschlägen zur Behandlung von Insomnie nicht nur in die Irre führt, sondern auch dem Verständnis ihrer eigenen Probleme im Wege steht. Insomnie ist in hohem Maße mit dem Lebensstil und der Psyche des Einzelnen, ja, mit dem, *was dich ausmacht*, verbunden.

Insomnie ist außerdem ein ernsthaftes, komplexes und langwieriges gesundheitliches Leiden. Viele der Schlaflosen, denen ich begegnet bin, haben ihr ganzes Leben lang mit Schlafproblemen zu kämpfen. Eine kurze Liste mit Tipps wird da nicht viel helfen. Ursprünglich hatte ich mich deshalb entschieden, keine zu schreiben; dieses Buch war eigentlich als Gegenreaktion zu all diesen Tipps für einen besseren Schlaf gedacht.

Unterwegs habe ich aber gelernt, dass es hilft, andere Schlaflose zu treffen und sich mit ihnen auszutauschen. Die Belastungen sind leichter auszuhalten; man versteht seine eigenen Probleme ein bisschen besser. Auch wenn man seine Schlafbeschwerden vielleicht nicht ganz loswird, so ist es vielleicht nützlich zu wissen, was hilft und was nicht.

Verglichen mit den ersten Jahren lebe ich heute mit meinen Schlafbeschwerden besser. Also warum sollte ich, nach so vielen Jahren als Schlafloser, nicht versuchen, all das, was ich erfahren und gelernt habe, etwas vereinfacht und so verständlich wie möglich zu vermitteln?

Hier meine zehn Ratschläge:

1. Das Wichtigste ist nicht, wie lange, sondern wie Sie schlafen. Einige wenige, zusammenhängende Stunden mit Tiefschlaf sind besser als eine lange Nacht mit vielen Unterbrechungen.

2. Belügen Sie sich nicht selbst! Wenn Ihr Schlaf besser werden soll, dann müssen Sie zunächst Ihr Schlafmuster erkennen. Notieren Sie sich deshalb, wie Sie schlafen. Wie lange? Mit wie vielen Unterbrechungen?

3. Machen Sie es so, wie es Ihnen am besten passt! Versuchen Sie nicht, Ihren Schlaf an den der anderen anzupassen. Versuchen Sie nicht, es allen anderen recht zu machen. Das funktioniert nicht.

4. Melden Sie sich ab, loggen Sie sich aus! Setzen Sie sich irgendwo anders hin oder gehen Sie raus und bauen ein Iglu im Schnee. Die Fähigkeit, einzuschlafen, ist eng verbunden mit der Fähigkeit, achtsam zu sein. Das glaube ich zumindest.

5. Feste Routinen sind gut! Etablieren Sie solche, die in Ihr Leben passen. Machen Sie nicht zu viel Aufhebens davon.

6. Sie allein sind für Ihr Leben verantwortlich! Treffen Sie weiter kleine und große Entscheidungen.

7. Versuchen Sie am besten herauszubekommen, wovor Sie *eigentlich* Angst haben, wenn Sie Angst bekommen, nicht einschlafen zu können. Dabei kann es helfen, mit jemandem zu reden, der Sie gut kennt. So in der Art: Was mache ich da eigentlich? Und wenn Sie es dann denken, dann wird es größer – sprechen Sie es aber aus, dann wird es kleiner.

8. Verzweiflung ist die Triebkraft aller psychischen Beschwerden. Alle diese Regeln, Routinen und Gedanken, die sich auf das Schlafen-Können beziehen, können das Problembewusstsein und damit den Druck erhöhen. Deshalb: Setzen Sie sich nicht zu sehr unter Druck!

9. Kognitive Verhaltenstherapie ist die einzige Behandlungsmethode, von der ich mit Sicherheit sagen kann, dass sie mir geholfen hat. Deren wichtigste Prinzipien sind: Stehen Sie morgens immer zur gleichen Zeit auf. Bleiben Sie über Ihre normale Schlafenszeit hinaus nicht länger im Bett. Zum Beispiel: Sie schlafen nachts immer fünf Stunden und wollen jeden Morgen um sieben Uhr aufstehen. Das heißt, Sie dürfen sich nicht vor halb zwei nachts schlafen legen und Sie müssen um sieben Uhr aufstehen – egal, was ist. Können Sie innerhalb dieses Zeitfensters keinen Schlaf finden, dann müssen Sie aufstehen und es später noch einmal versuchen. Halten Sie sich bis zur nächsten Nacht wach! Das ist am Anfang schwer, funktioniert aber für die meisten.

10. Leben Sie Ihr Leben! Ich weiß, das ist nicht einfach.

ENDNOTEN

1. Walker, Matthew. *Hvorfor vi sover*. Übs. John Grande. Oslo: Forlaget Press 2017, S. 323. Alle Zitate im vorliegenden Buch beziehen sich auf die norwegische Ausgabe. Auf Deutsch ist es unter dem Titel *Das große Buch vom Schlaf* 2018 bei Goldmann erschienen.
2. Walker, S. 328.
3. Pallesen, Ståle [u. a.]. *A 10-year trend of insomnia prevalence in the adult Norwegian population*. In: *Sleep Medicine*. Rochester: 2014, S. 173–179.
4. Bjorvatn, Bjørn. *Bedre søvn*. 2. Aufl. Oslo: Fagbokforlaget 2015, S. 31.
5. Walker, S. 72.
6. Fougea, Frédéric und Guiot, Jérôme. *Premier Homme*. Französischer Dokumentarfilm. Paris: 2017.
7. Skard Heier, Mona und Wolland, Anne M. *Søvn og søvnforstyrrelser*. Oslo: Cappelen Akademisk Forlag 2005, S. 34.
8. In der römischen Mythologie heißt der Gott des Schlafes Somnus.
9. Randall, David K. *Dreamland: Adventures in the Strange Science of Sleep*. New York: W. W. Norton & Company 2012, S. 230.
10. Randall, S. 229.
11. Walker, S. 225.
12. Walker, S. 237.
13. Walker, S. 247.
14. Walker, S. 250.
15. Walker, S. 39.
16. Norwegische Internetseite zum Kaffee: https://kaffe.no/det-norske-folks-kaffevaner/
17. Skard Heier / Wolland, S. 36.

18. Walker, S. 33.
19. Skard Heier / Wolland, S. 36.
20. Spilde, Ingrid. *Reinsdyr uten døgnrytme*. Oslo: 2005 (Vgl. https://forskning.no/biologi-svalbard/reinsdyr-uten-dognrytme/1042355)
21. Walker, S. 31.
22. Bjorvatn, Bjørn. *Bedre søvn*. 2. Aufl. Oslo: Fagbokforlaget 2015.
23. https://www.goodreads.com/quotes/60335-the-last-refuge-of-the-insomniac-is-a-sense-of
24. Platon. *Laws*. (Vgl. https://www.chronicle.com/article/The-Philosophy-of-Insomnia/127029)
25. Hegel, Georg Wilhelm Friedrich. *Elements of the philosophy of right*. 1820. (Vgl. https://www.chronicle.com/article/The-Philosophy-of-Insomnia/127029)
26. Dufourmantelle, Anne. *Blind date – sexe et philosophie.*: Paris: Calmann-Levy 2003. (Vgl. https://www.chronicle.com/article/The-Philosophy-of-Insomnia/127029)
27. Fisher, Teresa. *Descartes' sleeping habits and theory of the sleeping mind*. 7. September 2015. (Vgl. https://medium.com/@reesefish/descartes-sleeping-habits-and-theory-of-the-sleeping-mind-1d876ca71908)
28. Cioran, Emil M. *A Short History of decay*. Übs. Richard Howard. Seaver Books 1975. (Vgl. https://www.chronicle.com/article/The-Philosophy-of-Insomnia/127029)
29. Foster, Russell. *Why do we sleep*. TED Talk 2013 (Vgl. https://www.ted.com/talks/russell_foster_why_do_we_sleep)
30. Moran, Lee. *Chinese fotball fan, 26, dies after going 11 nights without sleep* ... Artikel in Daily Mail. 22. Juni 2012. (Vgl. https://www.dailymail.co.uk/news/article-2163057/Jiang-Xiaoshan-dies-watching-Euro-2012-match-going-11-nights-sleep.html)
31. Walker, S. 292.
32. Walker, S. 296.

33. sleepeducation.org/news/2012/12/18/sleep-deprivation-disrupts-regulation-of-body-heat
34. Walker, S. 203.
35. Walker, S. 209.
36. Rowan, Karen. *Lack of sleep may harm men's sperm.* (Vgl. https://www.livescience.com/36947-sleep-disturbances-sperm-count.html)
37. Tse, Vivian. *Good night's sleep key to beauty.* 16. Dezember 2010. (Vgl. https://www.thelocal.se/20101216/30890)
38. Walker, S. 165.
39. Walker, S. 173.
40. Walker, S. 174.
41. Walker, S. 174.
42. Walker, S. 178.
43. Sivertsen, Børge [u. a.]. *The Bidirectional Association Between Depression and Insomnia: The HUNT Study.* In: Psychosomatic Medicine. Bd. 74, Ausgabe 7. The American Psychosomatic Society: September 2012, S. 758–765.
44. Zitat von Aldous Huxley: https://www.goodreads.com/quotes/218629-that-we-are-not-much-sicker-and-much-madder-than
45. Walker, S. 117.
46. Walker, S. 115.
47. Walker, S. 280.
48. Bjorvatn, S. 31.
49. Pallesen, Ståle [u. a.]. *A 10-year trend of insomnia prevalence in the adult Norwegian population.* In: Sleep Medicine. Rochester 2014, S. 173–179.
50. Interview mit Bjørn Bjorvatn. 2018.
51. Walker, S. 283.
52. Schmidt, Roger. *Caffeine and the Coming of the Enlightenment.* New Brunswick: Rutgers University Press 2003.

53. Sacks, Oliver. *Hallucinations*. London: Pan MacMillan 2013.
54. Knoph Vigsnæs, Maria. *De søvnløse*. Oslo: VG Nett 2017. (Vgl. https://www.vg.no/spesial/2017/de-sovnlose/)
55. Poe, Edgar Allan. *The premature burial*. (*Lebendig begraben*. Erzählung. Eine deutsche Übersetzung finden Sie hier: https://www.projekt-gutenberg.org/poe/begraben/begraben.html)
56. Skard Heier / Wolland, S. 186.
57. Skard Heier / Wolland, S. 206.
58. Skard Heier / Wolland, S. 214.
59. Randall, S. 153.
60. Lahti, Tuuli A. [u. a.]. *Transitions into and out of daylight saving time compromise sleep and the rest-activity cycles*. New York – Heidelberg – Basingstoke: 12. Februar 2008. (Vgl. https://bmsphysiol.biomedcentral.com/articles/10.1186/1472-6793-8-3)
61. Walker, S. 308.
62. Walker, S. 309.
63. Walker, S. 308.
64. *Have we always felt this tired?* BBC The Inquiry. Interview mit Roger Ekirch. 2018. (Vgl. https://www.bbc.co.uk/programmes/p056lfh3)
65. Berna, Francesco [u. a.]. *Microstratigraphic evidence of in situ fire in the Acheulean strata of Wonderwerk Cave, Northern Cape province, South Africa*. 15. Mai 2012. (Siehe: https://www.pnas.org/content/pnas/109/20/E1215.full.pdf)
66. Randall, S. 34.
67. Randall, S. 35.
68. Sivertsen, B. [u. a.] *Cognitive behavioral therapy vs Zopiclone for treatment of chronic primary insomnia in older adults: a randomized controlled trial*. JAMA – Journal of the American Medical Association: 28. Juni 2006. Bd. 295 (Nr. 24), S. 2851-2858 (Vgl.: https://jamanetwork.com/journals/jama/fullarticle/203083)
69. Bjorvatn, Bjørn [u. a.]. *Nasjonal anbefaling for utredning og*

behandling av insomni. 2018. (siehe: https://helse-bergen.no/seksjon/sovno/Documents/Nasjonal%20anbefaling%20for%20utredning%20og%20behandling%20av%20insomni.pdf)

LITERATURVERZEICHNIS

Ascher, Rodney. *The Nightmare*. US-amerikanischer Horror-Dokumentarfilm. 2015.

Berna, Francesco [u. a.]. *Microstratigraphic evidence of in situ fire in the Acheulean strata of Wonderwerk Cave, Northern Cape province, South Africa*. 15. Mai 2012. (Siehe: https://www.pnas.org/content/pnas/109/20/E1215.full.pdf)

Bjorvatn, Bjørn. *Bedre søvn*. 2. Aufl. Oslo: Fagbokforlaget 2015.

Bjorvatn, Bjørn [u. a.]. *Nasjonal anbefaling for utredning og behandling av insomni*. 2018. (Siehe: https://helse-bergen.no/seksjon/sovno/Documents/Nasjonal%20anbefaling%20for%20utredning%20og%20behandling%20av%20insomni.pdf)

Cioran, Emil M. *A Short History of Decay*. Übs. Richard Howard. Seaver Books 1975. (Vgl. https://www.chronicle.com/article/The-Philosophy-of-Insomnia/127029)

Dufourmantelle, Anne. *Blind date – sexe et philosophie*. Paris: Calmann-Levy 2003. (Vgl. https://www.chronicle.com/article/The-Philosophy-of-Insomnia/127029)

Fisher, Teresa. *Descartes' sleeping habits and theory of the sleeping mind*. 7. September 2015. (Vgl. https://medium.com/@reesefish/descartes-sleeping-habits-and-theory-of-the-sleeping-mind-1d876ca71908)

Foster, Russel. *Why do we sleep*. Ted Talk 2013 (Vgl. https://www.ted.com/talks/russell_foster_why_do_we_sleep)

Fougea, Frédéric und Guiot, Jérôme. *Premier Homme*. Französischer Dokumentarfilm. Paris: 2017.

Furu, Kari [u. a.]. *Legemiddelbruk hos barn og unge i Norge 2008–2017*. Bericht. Oslo und Bergen: Norwegisches Gesundheitsamt (FHI – Folkehelseinstitutt) 2018.

Have we always felt this tired? BBC The Inquiry. Interview mit Roger Ekirch. 2018. (Vgl. https://www.bbc.co.uk/programmes/p056lfh3)

Hegel, Georg Wilhelm Friedrich. *Elements of the philosophy of right*. 1820. (Vgl. https://www.chronicle.com/article/The-Philosophy-of-Insomnia/127029)

Huffington, Arianna. *The sleep revolution*. London: WH Allen 2016.

Knoph Vigsnæs, Maria. *De søvnløse*. Oslo: VG Nett 2017.

Lahti, Tuuli A. [u. a.]. *Transitions into and out of daylight saving time compromise sleep and the rest-activity cycles*. New York – Heidelberg – Basingstoke: 12. Februar 2008. (Vgl. https://bmsphy-siol.biomedcentral.com/articles/10.1186/1472-6793-8-3)

Moran, Lee. *Chinese fotball fan, 26, dies after going 11 nights without sleep …* Artikel in der Daily Mail. 22. Juni 2012 (Vgl. https://www.dailymail.co.uk/news/article-2163057/Jiang-Xiaoshan-dies-watching-Euro-2012-match-going-11-nights-sleep.html)

Pallesen, Ståle [u. a.]. *A 10-year trend of insomnia prevalence in the adult Norwegian population*. In: Sleep Medicine. Rochester: 2014, S. 173–179.

Parkin, Simon. *Finally, a cure for insomnia?* In: The Guardian. 15.10.2018. (Siehe: https://www.theguardian.com/news/2018/sep/14/finally-a-cure-for-insomnia)

Platon. *Laws.* (Vgl. https://www.chronicle.com/article/The-Philosophy-of-Insomnia/127029), deutsch: Platon. *Nomoi (Gesetze)*

Poe, Edgar Allan. *Levende begravet og andre fortellinger.* Oslo: Aschehoug 1980.

Randall, David K. *Dreamland: Adventures in the Strange Science of Sleep.* New York: W. W. Norton & Company 2012.

Regier, Willis G. *The Philosophy of Insomnia.* In: *The Chronicle of Higher Education.* Washington: 10. April 2011. (Siehe: https://www.chronicle.com/article/The-Philosophy-of-Insomnia/127029)

Rowan, Karen. *Lack of sleep may harm men's sperm.* (Vgl. https://www.livescience.com/36947-sleep-disturbances-sperm-count.html)

Sacks, Oliver. *Hallucinations.* London: Pan MacMillan 2013.
Schmidt, Roger. *Caffeine and the Coming of Enlightenment.* New Brunswick: Rutgers University Press 2003.

Sivertsen, B. [u. a.] *Cognitive behavioral therapy vs Zopiclone for treatment of chronic primary insomnia in older adults: a randomized controlled trial.* JAMA – Journal of the American Medical Association: 28. Juni 2006. Bd. 295 (Nr. 24), S. 2851–2858 (https://jamanetwork.com/journals/jama/fullarticle/203083)

Sivertsen, Børge [u. a.]. *The Bidirectional Association Between Depression and Insomnia: The HUNT Study.* In: Psychosomatic Medicine. Bd.

74, Ausgabe 7. The American Psychosomatic Society: September 2012, S. 758–765.

Skard Heier, Mona und Wolland, Anne M. *Søvn og søvnforstyrrelser*. Oslo: Cappelen Akademisk Forlag 2005.

Spilde, Ingrid. *Reinsdyr uten døgnrytme*. Oslo: 2005 (Vgl. https://forskning.no/biologi-svalbard/reinsdyr-uten-dognrytme/1042355)

Stevenson, Shawn. *Sov godt, lev bedre.* Übs. Mette-Cathrine Jahr. Oslo: Cappelen Damm 2016.

Tse, Vivian. *Good night's sleep key to beauty.* 16. Dezember 2010 (Vgl. https://www.thelocal.se/20101216/30890)

Van Sant, Gus. *My Own Private Idaho.* Indie-Film. USA: 1991.

Walker, Matthew. *Hvorfor vi sover*. Übs. John Grande. Oslo: Forlaget Press 2017. Alle Zitate im vorliegenden Buch beziehen sich auf die norwegische Ausgabe. Auf Deutsch ist es unter dem Titel *Das große Buch vom Schlaf* 2018 bei Goldmann erschienen.

Interviews mit:
Schlafforscher Børge Sivertsen (4.2.2019), Bjørn Bjorvatn (8.6.2018) und Håvar Kallestad (10.9.2018)
Forschungsleiterin am norwegischen Krankenhaus Innlandet/Brumunddal: Ingeborg Hartz (27.11.2018)
Psychologin Lina Elise Hantveit (September 2018)
und verschiedenen anonymen Schlaflosen.

DANK

Dieses Buch wäre ohne die Hilfe und Unterstützung anderer nicht zustande gekommen.

Ich möchte gern all jenen schlaflosen Menschen danken, mit denen ich in Kontakt gekommen bin und die mir umfassend Einsicht in ihre Probleme gegeben haben.

Ich möchte auch allen schlafkundigen Menschen danken, die sich Zeit für mein Projekt genommen haben, allen voran den Schlafforschern Børge Sivertsen, Håvard Kallestad, Nikolaj Kahn und Bjørn Bjorvatn, aber auch der Psychologin Lina Elise Hantveit und der Forschungsleiterin Ingeborg Hartz.

Mein Dank geht auch an die norwegische Stiftung für freie Meinungsäußerung *Fritt Ord* für die Unterstützung meines Projekts.

Ebenfalls danken möchte ich meinem Verlagslektor Mattis Øybø, für seine Geduld, seinen Enthusiasmus und seine Aufmerksamkeit, sowie allen anderen kompetenten und freundlichen Menschen meines norwegischen Verlages *Tiden*.

Danke Morten Eikrem fürs Lesen und die medizinische Qualitätssicherung.

Danke auch Thomas Malla fürs Lesen des Manuskripts und für die Rückmeldungen während des Schreibprozesses.

Weiterhin möchte ich Liv Guneriussen, Caroline Nesbø Baker und Nils-Øivind Haagensen für ihre Rückmeldungen und ihr Engagement für mein Projekt danken.

Und bei dieser Gelegenheit: Danke an alle, die jeden Tag versuchen – in der besten Absicht und unabhängig von der Methode –, anderen zu helfen, einen besseren Schlaf zu finden.

Und ganz zum Schluss: Danke an meine Familie – Line, Johanne und Jørgen – dass ihr es mit mir aushaltet! Ohne euch hätte ich nichts, für das sich das Wachbleiben lohnt.

PRESSESTIMMEN

»Bortne […] hat ein glänzendes Buch über den Schlaf und dessen Abwesenheit geschrieben – sein fluoreszierendes Cover macht es in schlaflosen Nächten leicht auffindbar.«

Ilona Jerger, Psychologie Heute

»Anders Bortnes Buch ist ein Appell, Insomnie und ihre Folgen für die physische und psychische Gesundheit ernst zu nehmen.«

Irene Grüter, SRF 2

»Das Buch ist ein Hybrid aus Sachbuch und Autobiografie. Viel Wissenswertes aus der Kulturgeschichte des Schlafes und besonders der Medizin hat Bortne verständlich zusammengetragen. […] Medizinische Ergebnisse bleiben nicht abstrakt, weil er sie mit seinem persönlichen Beispiel füllt.«

Tobias Prüwer, Kreuzer

»Schlaflos ist kein Ratgeber, der DIE Lösung präsentiert, sondern ein Bericht, der keine Schwierigkeiten auslässt. Es gibt kein Erfolgsversprechen, dafür aber jede Menge Information, eine Prise Humor und – für alle, die Bortnes Schicksal oder ein ähnliches teilen – das Gefühl, verstanden zu werden.«

Ronja Storck, Bücherstadtkurier

»Und so ist »Schlaflos« ein ehrliches und auch ein unterhaltsames Buch, denn es wechselt sehr gekonnt zwischen Distanz und Nähe, zwischen Betroffenheitsbericht und Wissensvermittlung. Und ganz nebenbei erzählt es auch vom untergründigen Druck in unserer so kreativen Leistungsgesellschaft – die einen oft nicht schlafen lässt.«

Frank Keil, Nordis

»Bortne schreibt unterhaltsam,humorvoll, teils sogar spannend, gleichzeitig informativ – der Autor zitiert zahlreiche wissenschaftliche Studien zu verschiedenen Aspekten des Schlafs und den Folgen, wenn dieser ausbleibt.«

Yasemin Gürtanyel, Südwest Presse

»Unterhaltsam und klug – auch für Langschläfer.«

Madame

»Das Buch kann anderen Schlaflosen zum Kompass werden.«

Ilona Jerger, Psychologie Heute

»Bortnes ehrlicher Insomnie-Bericht zeigt [...], dass man nicht allein ist – und dass eine Besserung der Beschwerden möglich ist.«

Thomas André, Hamburger Abendblatt

»So ist Schlaflos vor allem ein unterhaltsamer und berührender Erfahrungsbericht, der sich leicht und flüssig wegliest.«

Katharina Bendixen, Junge Welt

»Bortnes Buch ist beides: Autobiografie und Sachbuch, beides gekonnt miteinander vermischt. Eine spannende Lektüre, unterhaltsam und informativ geschrieben. Und vor allem ist es nie langweilig, sondern spannend wie ein Krimi.«

Stefanie Bock, Indeon

»Unterhaltsam und intelligent zugleich!«

Charlott Drung, Herzstück

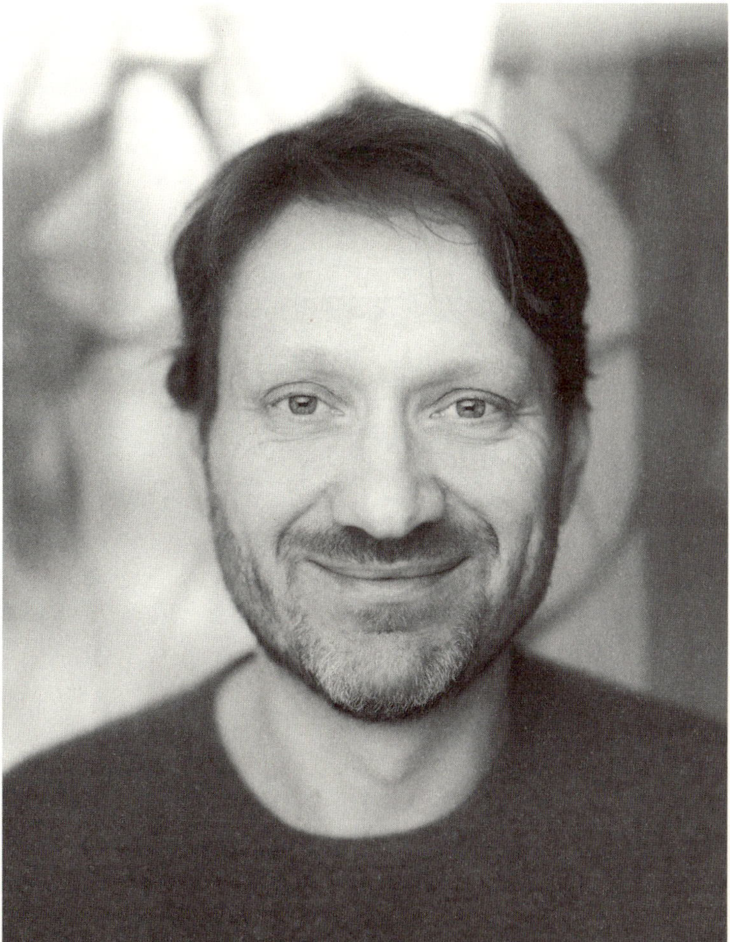

© Agnete Brun

Anders Bortne

*1973, ist nicht nur Jurist und Redenschreiber für das norwegische Justizministerium, sondern auch Musiker, Comic-Zeichner und Schriftsteller. Nach einigen Romanen und Erzählungen ist *Schlaflos* sein erstes Sachbuch.

Lektorat der deutschen Ausgabe: Daniel Beskos, Peter Reichenbach, mairisch Verlag
Korrektorat: Annegret Schenkel | www.korrektorat-schenkel.de

Die norwegische Originalausgabe erschien 2019 unter dem Titel
Søvnløs – tusen våkenetter og én løsning bei Tiden Norsk Forlag, Oslo

Diese Übersetzung wurde veröffentlicht
mit finanzieller Unterstützung durch NORLA.

NORLA
NORWEGIAN LITERATURE ABROAD

1. Auflage 2023
Lizenzausgabe im HarperCollins Taschenbuch

Umschlaggestaltung von Hafen Agentur, Hamburg nach dem
Originalentwurf von Marion Blomeyer | www.lowlypaper.de
Gesetzt aus der Vollkorn
von friedrichalthausen.de
Druck und Bindung von CPI books GmbH, Leck
Printed in Germany
ISBN 978-3-365-00462-3
www.harpercollins.de

Klimaneutral
Druckprodukt
ClimatePartner.com/15109-2009-1001

MIX
Papier
FSC FSC® C083411